DE

L'HYSTÉRECTOMIE ABDOMINALE TOTALE

AVEC ÉVIDEMENT DU BASSIN

DANS LE TRAITEMENT DU CANCER DE L'UTÉRUS

PAR

Le Dʳ Francisque BELLŒUF

Ancien externe des hôpitaux de Lyon.
Ancien interne des hôpitaux du Havre.

PARIS

G. STEINHEIL, ÉDITEUR

2, RUE CASIMIR-DELAVIGNE, 2

1900

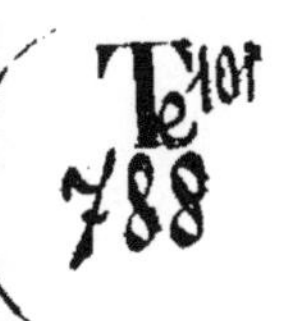

DE
L'HYSTÉRECTOMIE ABDOMINALE TOTALE
AVEC ÉVIDEMENT DU BASSIN
DANS LE TRAITEMENT DU CANCER DE L'UTÉRUS

IMPRIMERIE A.-G. LEMALE, HAVRE

DE

L'HYSTÉRECTOMIE ABDOMINALE TOTALE

AVEC ÉVIDEMENT DU BASSIN

DANS LE TRAITEMENT DU CANCER DE L'UTÉRUS

PAR

Le Dʳ Francisque BELLŒUF

Ancien externe des hôpitaux de Lyon.
Ancien interne des hôpitaux du Havre.

PARIS

G. STEINHEIL, ÉDITEUR

2, RUE CASIMIR-DELAVIGNE, 2

1900

A MONSIEUR LE DOCTEUR ROBERT SOREL

Chirurgien des hôpitaux du Havre.

MEIS ET AMICIS

A MON PRÉSIDENT DE THÈSE

MONSIEUR LE DOCTEUR FÉLIX TERRIER

Professeur de clinique chirurgicale,
Chirurgien de la Pitié,
Membre de l'Académie de médecine,
Officier de la Légion d'honneur.

Avant d'exposer le plan de notre travail et au moment de terminer nos études médicales, nous ne saurions nous soustraire à l'agréable obligation d'adresser à tous nos maîtres l'expression de notre gratitude et nos remercîments.

Que nos maîtres de l'Université de Lyon dont nous avons eu l'honneur d'être l'externe et qui nous ont initié à l'art médical nous permettent de leur exprimer notre vive reconnaissance pour leur précieux enseignement.

M. le Professeur Augagneur, chirurgien major de l'Antiquaille, fut notre premier chef de service. Nous n'oublierons pas son accueil sympathique ni ses leçons si claires sur les affections cutanées et l'exploration des voies urinaires, et nous sommes heureux de lui exprimer ici notre profonde gratitude.

Nous sommes sincèrement reconnaissant à M. le Dr Rabot, médecin de la Charité, de l'affectueuse sympathie qu'il nous a témoignée et des conseils qu'il nous a prodigués.

Nous tenons encore à remercier MM. les Professeurs Auguste Polosson et Lépine, chirurgien et médecin de l'Hôtel-Dieu.

C'est à M. le Dr Robert Sorel, chirurgien des hôpitaux du Havre, où nous avons eu la bonne fortune de passer trois ans, que nous devons l'idée de ce travail. Nous avons contracté envers lui une grande dette de reconnaissance, car il fut pour nous, en même temps qu'un ami, un maître dévoué. Nous n'oublierons pas que c'est grâce à son initiative qu'il nous a été donné, ainsi qu'à nos collègues, de nous livrer à la pratique de la chirurgie d'urgence. Nous avons largement mis à contribution, ses conseils, sa bibliothèque et ses observations ; aussi avons-nous à cœur de lui exprimer ici nos plus vifs remercîments.

Quant à M. le Dr Frottier, à qui l'hôpital Pasteur doit l'installation d'un service modèle pour le traitement hygiéno-diététique des tuberculeux, nous nous faisons un devoir de lui présenter nos excuses pour n'avoir pu continuer, pour des motifs qu'il connaît, la thèse très intéressante qu'il nous avait proposée, et notre dissertation inaugurale nous permet de le remercier de sa bienveillance à notre égard.

Nous tenons également à remercier, parmi ceux qui furent nos chefs de service dans les hôpitaux du Havre, MM. les Drs Engelbach, Courbet et Brunschwig, et tous ceux qui nous ont porté quelque intérêt.

Nous voulons aussi, particulièrement, remercier tous nos maîtres en chirurgie qui ont bien voulu répondre aux circulaires que nous leur avons adressées avec le Dr R. Sorel du Havre, soit en nous envoyant leurs travaux, soit en mettant gracieusement à notre disposition leurs statistiques.

Nous remercions spécialement à cet égard M. le Dr Jacobs de Bruxelles, pour l'amabilité avec laquelle il nous a communiqué ses observations.

Enfin nous prions M. le professeur Terrier, qui a bien voulu nous faire l'honneur d'accepter la présidence de cette thèse, d'agréer l'expression de notre profonde reconnaissance.

EXPOSÉ DU SUJET

Le traitement radical du cancer utérin par l'hystérectomie abdominale totale avec évidement du bassin est une question d'actualité qui a déjà donné lieu à de nombreuses discussions contradictoires. Aussi à l'occasion de quelques observations d'hystérectomie vaginale qui nous ont été fournies par le Dr R. Sorel, nous a-t-il paru intéressant de traiter de nouveau cette question et de tenter d'établir le bien-fondé de la préférence qu'accordent aujourd'hui à l'hystérectomie abdominale totale avec évidement du bassin un grand nombre de chirurgiens. Nous n'aurions jamais osé entreprendre une tâche aussi lourde si nous n'avions été constamment guidé par les très remarquables rapports des Drs Reynier et Ricard, ainsi que par les communications faites sur la question par nos maîtres aux deux derniers Congrès de chirurgie.

Ce n'est pas la chirurgie qui trouvera la guérison du cancer, mais tant que la cause du cancer restera inconnue la médecine demeurera impuissante et tous les efforts tentés pour atténuer un microbe introuvable devront échouer ; aussi faut-il s'estimer heureux de sauver quelques malades par un acte chirurgical empirique.

Et suivant les paroles du Dr Poirier, jusqu'à preuve du contraire il est permis de penser que le cancer utérin est une affection ou infection locale et que si on enlève largement le mal y compris le territoire ganglionnaire correspondant, on a au moins quelques chances d'une guérison durable sinon définitive.

Aussi parmi les différentes méthodes de traitement chirurgical du cancer utérin, le curettage suivi de cautérisation ainsi que l'amputation sus-vaginale du col ne sont que des méthodes palliatives : anti-hémorragiques et antisepticémiques.

L'hystérectomie vaginale elle-même, bien qu'elle enlève assez largement les tissus malades, qu'elle soit peu meurtrière et qu'elle donne parfois de longues survies, ne peut, pas plus que l'amputation particlle du col, avoir la prétention d'être une opération radicale. Les survies incontestables et les cas exceptionnels de guérisons radicales obtenues prouvent seulement qu'au hasard de certains cas, par une chance heureuse, cette extirpation partielle a enlevé le mal complètement. Par des curettages avec cautérisation ighéeénergique, profonde, et répétés, on peut parfois retarder l'évolution de la maladie et obtenir des survies de quelques années (observations du Dr Dayot) ; par une simple amputation sus-vaginale du col cancéreux on a pu voir la récidive survenir 10 à 15 ans après seulement (cas du Dr Terrier et du Dr Pamard). Ce sont là simplement des cas d'exception.

Devant la faillite de toutes ces méthodes opératoires on a pensé trouver le traitement radical du cancer utérin dans l'hystérectomie abdominale qui paraît répondre à tous les desiderata et qui de plus en plus s'est acquis droit de cité avec les perfectionnements apportés dans la chirurgie abdominale et en particulier dans la chirurgie des fibromes et des suppurations pelviennes.

En abordant la tumeur par en haut, en effet, on fait tout ce qu'on peut faire par la voie vaginale, mais on le fait mieux et plus largement, on peut par une exérèse plus étendue rectifier un diagnostic inexact et l'on peut surtout rechercher et extirper les ganglions inabordables par la voie viginale qui constituent les relais qui assureront la récidive.

Jusqu'ici l'hystérectomie abdominale ne s'est pas recommandée par ses résultats immédiats déplorables qui s'expliquent par les abus que l'on en a fait, mais nous voyons les statistiques s'améliorer chaque jour avec les mesures prises contre la septicémie, le perfectionnement de la technique, l'expérience plus grande des chirurgiens et surtout le choix plus judicieux des cas opérables.

L'historique de cette opération ayant été fait de façon complète, nous passerons dessus rapidement.

Nous laisserons à dessein la question du cancer utérin accompagné de grossesse, cette question longue et complexe pouvant à elle seule faire l'objet d'une thèse spéciale.

Les nombreuses techniques opératoires d'hystérectomie abdominale pour cancer étant exposées partout de façon complète, nous nous bornerons seulement à passer en revue les derniers perfectionnements apportés dans l'opération.

Notre but est seulement d'essayer de prouver la supériorité de la voie abdominale sur la voie vaginale en utilisant d'abord des considérations d'ordre théorique, puis tenter de réfuter, en nous appuyant sur des faits récents, le principal argument qu'opposent à la voie haute ses adversaires, qui lui accordent bien le privilège d'être plus logique et d'étendre dans une certaine mesure la limite des cas opérables, mais qui la repoussent à cause de sa grande mortalité opératoire.

Nous aurons surtout en vue au cours de ce travail le cancer du col, car pour le cancer du corps, l'accord semble être unanime pour emprunter la voie abdominale.

Ainsi, dans un des premiers chapitres nous exposerons avec toute la précision possible les données d'anatomie pathologique concernant le cancer utérin et son évolution clinique, parce que c'est à ces considérations que sont subordonnés le choix, les limites et la valeur de l'intervention, et nous insisterons principalement sur le diagnostic des diverses propagations du cancer, notamment de son extension aux ligaments larges. Mais nous accorderons tous nos développements à ce qui constitue la clef de voûte de ce travail : la question des lésions ganglionnaires dans le cancer de l'utérus et l'évidement du bassin, en cherchant ensuite à analyser les objections qui ont été formulées contre l'évidement.

Mais la propagation du néoplasme au territoire lymphatique ne constituant pas la seule raison d'être de l'hystérectomie abdominale, nous passerons en revue ses autres avantages pour examiner ensuite sa valeur dans les cas plus avancés et poser rapidement ses contre-indications.

Enfin, par l'étude détaillée des statistiques récentes concernant les deux opérations rivales, nous verrons tomber les dernières préventions des adversaires de l'hystérectomie abdominale, leur mortalité opératoire étant la même, et nous verrons que si la voie haute ne répond pas entièrement au progrès désiré, ses résultats éloignés semblent cependant supérieurs à ceux de l'hystérectomie vaginale.

Et nous avons cru devoir en dernier lieu, à l'appui de notre thèse, opposer, à des observations d'hystérectomie vaginale pour cancer utérin au début, des observations intéressantes par leurs détails d'hystérectomie abdominale totale avec évidement du bassin.

DE

L'HYSTÉRECTOMIE ABDOMINALE TOTALE

AVEC ÉVIDEMENT DU BASSIN

DANS LE TRAITEMENT DU CANCER DE L'UTÉRUS

CHAPITRE PREMIER

Résumé historique.

Si nous passons en revue les grandes étapes du traitement chirurgical du cancer utérin avant la découverte de l'anesthésie et de l'antisepsie, nous ne trouvons que quelques tentatives aussi isolées qu'infructueuses d'extirpation radicale de l'utérus par l'une ou l'autre voie ou les deux combinées.

Ce n'est qu'en janvier 1878 que Freund pratiqua sa première hystérectomie abdominale totale pour cancer et en régla la technique opératoire. La même année, Schroeder pratiquait pour la première fois l'amputation supravaginale du col par la voie vaginale et Czerny faisait sa première hystérectomie vaginale pour cancer, préconisant dès lors cette méthode opératoire.

L'opération de Freund subit de la part de ses imitateurs d'importants perfectionnements: le drainage par le vagin (Bardenheuer), la substitution à la ligature en masse de la ligature isolée couche par couche des vaisseaux, la ligature de la partie inférieure des ligaments larges à l'aide d'un long porte-fil recourbé après dissection de la vessie et du rectum, enfin la combinaison de la voie vaginale à la voie abdominale(Likenheld, Rydygier). Malgré l'application de la méthode aseptique et les perfectionnements de la technique, l'hystérectomie abdominale donnait une mortalité de 70 à 80 p. 100. Aussi fut-elle délaissée pendant près de vingt ans, d'autant plus que la méthode rivale, l'hystérectomie vaginale, sous l'impulsion de Czerny, Billroth, Martin et Schrœder en Allemagne, de Péan, Richelot et Doyen en France, avait été très perfectionnée, constituant une opération beaucoup plus simple, beaucoup plus rapide, et surtout infiniment moins meurtrière. Pawlick et Linkenheld tentèrent même d'enlever par la voie basse le tissu cellulaire pelvien, cathétérisant au préalable les uretères pour éviter de les couper.

Mais d'une part, la fréquence et la rapidité des récidives survenues après l'hystérectomie vaginale par impossibilité d'enlever largement le cancer et, d'autre part, les progrès survenus dans la chirurgie abdominale par l'application rigoureuse de l'asepsie et par la position inclinée de Trendelenburg, déterminèrent les chirurgiens à revenir à la voie abdominale. Par le plan incliné, on put voir et toucher du doigt les lésions, protéger mieux le péritoine et les intestins, contrôler l'étendue du néoplasme, assurer l'hémostase, extirper les ganglions dégénérés et évider le petit bassin. Par la traction utérine, on put mieux éviter la blessure des organes importants et décoller la vessie et le rectum de l'utérus. Aussi la voie haute fut-elle l'objet d'un engouement général en 1890, en Allemagne, en Amérique, en Angleterre et en Belgique, notamment.

En France, l'opération fut reprise par MM. Terrier et Monprofit en 1896, et bientôt un grand nombre de chirurgiens français l'adoptèrent pour tenter une ablation plus radicale du cancer, évider les ligaments larges et extirper les ganglions dégénérés au même titre que l'évidement de l'aisselle dans le cancer du sein par exemple, et pour reculer les limites de l'opérabilité.

Mais dans l'enthousiasme pour l'opération nouvelle, quelques chirurgiens, notamment les opérateurs américains, appliquèrent l'opération à tous les cas jugés inopérables par le vagin, aux cancers récidivés après intervention par la voie vaginale, en un mot à tous les cas avancés, compliqués d'envahissement des culs-de-sac ou des ligaments larges. Mickulicz même ne se laissait par arrêter par la vessie ou le rectum, ces deux organes n'étant pas indispensables pour l'existence ! Aussi cette opération fut-elle horriblement meurtrière et les récidives furent-elles rapides. En présence des revers publiés, des résultats immédiats et consécutifs désastreux, quelques chirurgiens renoncèrent à la voie haute pour reprendre l'hystérectomie vaginale plus facile, plus expéditive et peu meurtrière et arrivée à son summum de perfectionnement.

Mais avec les améliorations sans cesse apportées à la technique de l'hystérectomie abdominale et surtout avec la précision dans les indications, on voit les statistiques s'améliorer chaque jour, la mortalité presque disparaître et cette opération entrer dans la pratique, se substituant à l'hystérectomie vaginale.

CHAPITRE II

Considérations anatomiques et cliniques sur le cancer de l'utérus.

Il importe de faire l'exposé de l'anatomie et de la physiologie pathologique du cancer de l'utérus et de son évolution clinique, car c'est à ces considérations que sont subordonnés le choix et les limites de l'intervention ainsi que les avantages principaux de la voie abdominale et les imperfections de la voie basse.

Dans cet exposé, nous passerons en revue successivement les formes cliniques du cancer du col et son extension au corps utérin, puis la propagation du cancer aux parties voisines et le diagnostic clinique de cette propagation en insistant particulièrement sur l'envahissement de la vessie et des ligaments larges. Enfin nous ferons rapidement l'exposé du territoire lymphatique de l'utérus pour insister sur un point capital : la question de l'envahissement de ce territoire lymphatique dans le cancer utérin.

I. — Formes cliniques du cancer du col. — Son extension au corps de l'utérus.

Au point de vue clinique, le cancer du col de l'utérus au début, avant que sa propagation aux parties voisines en ait altéré l'aspect primitif, se présente sous quatre formes principales (1) (2) :

1° La forme papillaire, ulcéreuse ou végétante.

2° Nodulaire ou interstitielle.

3° Cavitaire.

4° Liminaire ou vaginale.

La classification histologique importe peu au point de vue pratique (3), car quelle que soit la variété, il n'existe pas de grandes diffé-

(1) Pozzi. *Traité de gynécologie.*

(2) Bouilly. *4 agrégés.*

(3) Bouilly. Diagnostic précoce du cancer de l'utérus. *Sem. méd.*, 1886.

rences dans l'envahissement périphérique et dans le retentissement ganglionnaire.

1° *La forme papillaire* (cancer de la portion vaginale du col, forme végétante, en chou-fleur, ou forme ulcéreuse) est la forme la plus habituelle. Elle débute par la partie du col située au-dessous des insertions vaginales, la néoplasie prend naissance dans l'épithélium cylindrique qui recouvre la surface externe du col et reste longtemps localisée à cette surface. Puis le cancer envahit les culs-de-sac vaginaux et de là se propage aux tissus péri-utérins. Plus rarement et plus tardivement la propagation se fait dans l'intérieur du canal cervical et dans le corps de l'utérus.

Ce sont, dans la forme végétante, d'abord des productions papillaires à la surface du museau de tanche qui s'ulcèrent plus tard avec tendance à se recouvrir de végétations qui peuvent faire saillie sur le col hypertrophié et remplir le vagin comme un champignon, ou qui peuvent parfois se développer dans la cavité utérine, se pédiculiser et faire hernie à travers l'orifice du col, comme un polype.

Ce sont, dans la forme ulcéreuse, des ulcérations profondes, cratériformes, à bords indurés, pouvant ulcérer tout le col par mortification du tissu néoplasique, dégénérescence graisseuse des parois vasculaires dont le calibre est oblitéré par des thromboses

Quant à la question de l'envahissement du corps de l'utérus dans cette forme de cancer du col : d'après leurs observations, Williams, Delbet (1) et Fraenkel (2) concluent que le tissu utérin n'est pas envahi à plus de 7 à 8 millim. de la surface ulcérée et que le cancer du col ne dépasse jamais les limites de l'orifice interne, ce qui s'explique peut-être par ce fait que les lymphatiques du col et du corps ont une origine et un trajet différents.

Ricard (3) cependant, parmi ses observations, eut un cas de cancer du col tout à fait au début et limité et qui fut reconnu à l'examen de l'utérus, compliqué de lésions cancéreuses très étendues et ayant envahi toute la paroi antérieure du corps utérin jusqu'au niveau du fond de l'utérus. « Alors même, disent MM. Labadie-Lagrave et Legueu, que le cancer ne se propage pas vers la muqueuse du corps, il est des traînées épithéliales, qui, parties d'un cancer vaginal, remontent le long des vaisseaux. Sur une de nos pièces ou à l'œil nu rien n'indiquait la propagation élevée du cancer, nous avons vu des traî-

(1) DELBET. *Traité de chirurgie.*
(2) FRAENKEL. *Archiv f. Gynök.*, vol. XXXIII.
(3) AUCLAIR. *De l'hyst. abd. totale dans le cancer utérin.* Thèse, Paris, 1899.

nées épithéliales fuser le long des vaisseaux sanguins et remonter à des limites que l'amputation vaginale n'aurait pas dépassées. »

Si l'envahissement secondaire du tissu utérin du corps de l'utérus est assez rare, il en serait tout autrement de la muqueuse du corps d'après certains auteurs, comme K. Abel (1) qui aurait constaté 7 fois des lésions malignes sur la muqueuse du corps de 7 utérus extirpés par Landau pour cancers du col.

Mais il faut ajouter qu'à la suite de l'examen de nombreuses pièces les Allemands (2) ont renoncé à cette interprétation qui fut très discutée ; ils n'ont toujours trouvé dans les parties profondes de la muqueuse du corps utérin qu'une infiltration embryonnaire inflammatoire. Donc, dans le cancer du col il y a souvent de la métrite concomitante du corps et « la muqueuse du corps subit, sinon une dégénérescence maligne, comme le soutenait Abel, du moins une prolifération inflammatoire qui la met en état d'imminence morbide au point de vue de la propagation ». (Pozzi.) Réciproquement on a lieu de croire aujourd'hui que certaines métrites peuvent se transformer en cancer (3).

2° *La forme nodulaire ou interstitielle* (carcinome du col ; nodosités cancéreuses, circonscrites ou infiltrées) débute par un ou plusieurs noyaux sous la muqueuse du col, soit à sa surface externe, soit à sa surface interne, n'arrivant que tard à l'ulcération.

Il est fréquent dans cette forme de rencontrer dans l'épaisseur du tissu utérin, col et corps, des noyaux cancéreux métastatiques se fusionnant avec le premier et envahissant bientôt tout l'organe et les tissus avoisinants.

3° *La forme cavitaire* (cancer de la muqueuse du col, cancer térébrant) se développe d'emblée dans la muqueuse du canal cervical par une infiltration qui s'ulcère bientôt et amène la destruction lente du col, quelquefois entièrement disparu.

Le corps de l'utérus se prend très vite dans cette forme de cancer qui se propage à la muqueuse du corps par des traînées épithéliales remontant au delà de l'isthme jusque dans la cavité utérine.

4° *La forme liminaire ou vaginale* est très rare. Le néoplasme prend naissance dans le cul-de-sac postérieur et envahit à la fois

(1) LANDAU. *Berlin klin. Woch.*, 1888.
(2) ECKART. *Centr. f. Gyn.*, 1888.
    FRAENKEL. *Loc. cit.*
    LÉOPOLD. *Archiv f. Gyn.*, 1891.
    ELISHER. 1891. *Zeitschr. f. Geb. v. Gyn.*
(3) BRIGGS. *British med. Journ.*, 30 octobre 1897.

dans sa marche le col et les parties voisines du vagin où elle provoque des ulcérations très étendues.

La conclusion à tirer de tout cela, c'est que très fréquemment, comme le prouve un nombre considérable de cas publiés, même quand nous avons affaire à un cancer du col ou du canal cervical, cliniquement bien limité, il existe dans le fond de l'utérus des noyaux carcinomateux qui commandent une hystérectomie totale.

Sur 17 opérations faites dans le service de Laroyenne, 4 fois il y avait des lésions séparées du corps ; sur 6 malades opérées par Gouilloud, 5 fois le cancer remontait assez haut pour échapper à l'amputation sus-vaginale. En 1888, M. le professeur Terrier montrait que dans 7 observations d'hystérectomies vaginales l'amputation du col aurait été insuffisante 4 fois, puisque le corps était envahi. M. le Dr Segond (1), sur 95 hystérectomies vaginales en relate 5 exemples. Comme on ne peut prévoir cliniquement cet envahissement, ni le reconnaître quand il s'ébauche, il en résulte que l'opération de Schrœder ne peut prétendre à la cure radicale. Et ce sont là autant d'arguments qui ont fait justice de cette opération à l'époque où l'on hésitait entre l'hystérectomie vaginale et l'hystérectomie partielle.

Une autre conclusion importante s'impose : c'est que le corps étant envahi sans qu'on puisse savoir exactement de par la clinique dans quelle mesure, le corps utérin devient alors plus ou moins friable et sans résistance aux tractions ; aussi au deuxième temps de l'hystérectomie vaginale arrive-t-il parfois qu'il se sépare en deux parties, compliquant alors l'opération et infectant le péritoine. Aussi l'hystérectomie abdominale, qui ne nécessite pas le même siège ni le même degré de traction, offre-t-elle à ce point de vue plus de sécurité.

II. — Envahissement des parois vaginales et des tissus péri-utérins, et diagnostic clinique de la propagation.

L'exposé des considérations qui vont suivre est d'une grande importance, parce que c'est à elles que sont subordonnés le choix, les limites et la valeur de l'intervention, et c'est sur ces considérations que reposera plus loin une partie de la discussion sur les avantages de la voie abdominale.

Reconnaître un cancer du col n'est que la moitié du diagnostic ; il importe surtout de préciser le degré de limitation du néoplasme. A

(1) In thèse de BIGEARD. 1899; observations.

ce point de vue les symptômes fonctionnels n'ont qu'une valeur très relative, tandis que l'examen physique minutieux et complet a la plus grande valeur. Nous verrons cependant que dans certains cas les signes physiques peuvent être infidèles et impuissants à donner une idée exacte de l'extension du mal.

Mais avant d'aller plus loin dans ce sujet il importe d'exposer en quelques lignes l'évolution des néoplasmes selon l'âge des malades, selon la forme du cancer et selon sa localisation au col ou au corps :

« L'âge semble tenir une des premières places dans l'appréciation du pronostic thérapeutique et dans la détermination de l'intervention », dit le Dr Bouilly. Avant 30 et 40 ans, en effet, les résultats thérapeutiques sont déplorables, la lésion récidive presque de suite, ou mieux continue sur place après cicatrisation, et l'opération donne le coup de fouet qui hâte la maladie. Alors même que les conditions locales paraissent les plus favorables, le néoplasme a une telle activité qu'il a déjà envahi les tissus péri-utérins et les lymphatiques des ligaments larges, sans qu'aucun signe clinique puisse révéler cet envahissement ; les tissus apparemment sains sont déjà histologiquement envahis.

Ces considérations s'appliquent également à l'évolution des cancers utérins observés chez les femmes enceintes et après l'accouchement durant la lactation.

Et à mesure qu'on s'éloigne de cet âge (30 à 40 ans), l'évolution devient moins rapide, le pronostic meilleur, les survies plus longues. Au-dessous de 40 ans : sur 13 opérations pratiquées par M. Jacobs pour cancer au début, 11 récidives dès la première année. Sur 9 opérations non suivies de récidive, au contraire, 7 opérées avaient plus de 40 ans.

A partir de 60 ans, en même temps que le cancer diminue de fréquence, l'intervention devient plus rare (3,5 p. 100 environ) comme avant 30 ans. Cette rareté dans l'intervention est due à la bénignité d'allure du cancer à cet âge, qui, insidieux et lent dans sa marche, sans pertes et sans douleurs, n'amène pas la patiente à se faire examiner. Et quand on l'examine par hasard à l'occasion d'hémorrhagies tardives, par exemple, on s'aperçoit que le néoplasme est avancé, que les ulcérations sont profondes, l'envahissement péri-utérin étendu. C'est là la forme atrophiante et térébrante décrite par Gouilloud sous le nom de *forme squirrheuse* et comparable aux squirrhes du sein des femmes âgées.

En ce qui concerne l'envahissement du cancer au point de vue de sa variété clinique ou histologique, les données sont plus vagues. On a vu plus haut que la variété histologique importait peu au sujet de l'envahissement périphérique et du retentissement ganglionnaire. On sait également que parmi les cancers du col, la forme papillaire reste plus longtemps localisée et que la variété intracervicale est de par sa situation la forme la plus favorable, n'envahissant que tardivement les culs-de-sac. D'après Russell (1), le cancer de la portion intra-vaginale du col est le plus souvent un épithélioma ayant peu de tendance à la métastase, tandis que le cancer de la portion sus-vaginale du col est, le plus souvent, de nature très maligne, gagnant rapidement le tissu conjonctif péri-utérin et la vessie.

Quant aux cancers du corps de l'utérus, d'ailleurs plus rares (d'après la statistique de Jacobs, 7 sur 43 du col ; 25 sur 95, d'après celle de Segond), leur marche est moins rapidement envahissante et ils dépassent plus rarement les limites de l'utérus que le cancer du col, mises à part certaines variétés plus rares, comme : le sarcome diffus de la muqueuse dont la récidive est fatale, même lorsque l'on opère dès le début (2) et le déciduome malin qui suit la grossesse et dont la marche est rapide. Le cancer du corps de l'utérus est en somme celui qui est le plus justiciable de la cure radicale, peut-être simplement parce que l'inoculation opératoire est plus rare.

Reste à étudier la question la plus importante : le diagnostic clinique des diverses propagations du cancer du col ; cela commencera à nous éclairer sur le choix de l'intervention, ses limites et sa valeur.

1° *La propagation du cancer du col au corps utérin* a été assez longuement décrite plus haut. Son diagnostic n'avait de l'importance qu'à l'époque où l'on hésitait encore entre l'amputation du col et l'hystérectomie vaginale. Il n'est possible, qu'après la dilatation préalable de la cavité utérine, par le toucher, et mieux, par l'examen histologique des débris ramenés à la curette.

2° *La propagation au vagin*, très importante à rechercher, est aisée à reconnaître. Si elle est avancée, on sent une infiltration dure, ulcérée, saignante. Si au contraire elle débute : promenant le doigt légèrement sur le dôme vaginal, dans les culs-de-sac, et essayant de plisser la muqueuse et de la faire glisser sur le tissu cellulaire sous-jacent, on sent une muqueuse et des culs-de-sac privés de leur souplesse, cartonnés, indurés et tendus ; et, quelquefois l'on perçoit des noyaux cancéreux isolés sur les parois vaginales.

3° *La propagation pelvienne* la plus importante à reconnaître au

(1) RUSSELL. *Americ. Journ. of Obst.*, 1896, p. 851.
(2) FREUND. *Centr. für Gynäk.*, 1889, n° 40, p. 693.

point de vue du traitement est aussi la plus difficile à diagnostiquer, soit qu'il s'agisse de savoir si un cancer au début se complique d'envahissement péri-utérin, soit que pour un cas de cancer du col plus avancé on veuille reconnaître l'étendue de la propagation pelvienne. « Le péritoine pelvien se défend de l'approche du néoplasme par la production d'adhérences, et le tissu conjonctif pelvien atteint emprisonne l'utérus dans une gangue comme si une matière solidifiable avait été coulée autour de lui, tandis que les ligaments larges épaissis et raccourcis deviennent inextensibles » (Pozzi) dans les cas avancés du moins. D'après MM. Labadie-Lagrave et Legueu (1), il en faut rechercher trois signes :

a) *Les douleurs* qui n'apparaissent ordinairement qu'à une période avancée. Elles sont vagues au début, et plus tard vives, lancinantes, fixes et tenaces, avec irradiations. Comme c'est malheureusement la douleur qui engage le plus souvent la patiente à demander conseil, le néoplasme s'est déjà en quelque sorte extériorisé largement à l'utérus et, ce symptôme fait plutôt songer à l'abstention.

b) *L'immobilité de l'utérus :* « Il est souvent très facile de la constater même au début. D'un côté le col semble tenir, on peut encore abaisser l'utérus dans son ensemble, mais le cul-de-sac se déprime, se déplace avec lui. Le col semble être rattaché au ligament large par une corde invisible, mais inextensible, et on ne peut augmenter la distance qui les sépare ; quand cette sensation est unilatérale, elle est d'autant plus nette et plus caractéristique. Quand le cancer est généralisé à tout le bassin, l'utérus est comme enveloppé d'une coulée de carton qui l'immobilise. »

Cependant, « relativement à l'indication opératoire tirée de la mobilité de l'utérus : le cancer utérin s'accompagne assez souvent de salpingites kystiques qui immobilisent le corps utérin ; il ne faut donc pas toujours, parce que le corps utérin est immobile, en induire que toute intervention doit être fatalement écartée ; cette immobilité peut être due en effet à de simples adhérences inflammatoires » (Jacobs) (2).

c) Enfin dans la partie correspondante des culs-de-sac, on trouve au toucher une *induration en traînée ;* la paroi vaginale est moins souple, et alors même qu'elle a conservé son élasticité normale, on constate au-dessus d'elle une vague résistance. Cette induration péricervicale pourrait avoir une autre cause que la propagation can-

(1) LABADIE-LAGRAVE et LEGUEU. *Traité médico-chirurgical de gynécologie.*
(2) JACOBS. *Congrès d'Amsterdam,* 1899.

céreuse : des infections parties de la tumeur ulcérée pourraient infecter les ganglions et en même temps les lymphatiques qui les relient à eux et le tissu cellulaire périlymphatique. Mais en clinique, d'après les observations, toute induration de la base des ligaments larges doit être considérée comme suspecte, d'après MM. Labadie-Lagrave et Legueu.

4° *La propagation à la vessie,* qui constitue une contre-indication absolue à toute opération radicale à cause des déchirures fréquentes au cours de l'opération et surtout à cause des autres complications opératoires qui en résultent, est toujours d'un diagnostic très difficile et très incertain. En effet, d'après Taillefer (1), ou bien : la tumeur n'a pas encore envahi la vessie et n'exerce sur elle qu'une action indirecte, ou la tumeur a envahi la vessie et agit directement sur elle.

1° Si la tumeur n'a pas envahi la vessie, elle peut jouer simplement un rôle mécanique par compression sur elle. Dans d'autres cas la tumeur aura une influence dynamique et provoquera des réflexes vésicaux dont le plus fréquent sera la vaso-dilatation du système irrigateur de la vessie. Cette stase sanguine préparera la voie à la cystite, car bien vite chez la femme dont la vessie est presque extériorisée, la flore microbienne accomplira son mouvement d'ascension vers le réservoir urinaire. La tumeur cancéreuse peut aussi agir sur la vessie par le seul fait de son état infectieux : le torrent circulatoire charriant les poisons et même les microbes qui les ont sécrétés, ceux-là s'arrêteront où ils trouveront un milieu favorable.

2° Si la tumeur a envahi la vessie. Supposons le cas où l'envahissement est encore limité au péritoine vésical, se manifestant par des adhérences plus ou moins étendues et un certain nombre de noyaux disséminés çà et là. Cette lésion pourra encore engendrer des réflexes de la vessie.

5° *La propagation au rectum,* plus rare, est au contraire facilement reconnue par le toucher rectal qui est un bon mode d'exploration également pour se rendre compte de l'envahissement pelvien.

Il résulte en somme de toutes ces considérations que le néoplasme du col au début, que l'examen complet nous montre tout à fait limité à l'utérus, peut parfois avoir en réalité déjà envahi les tissus voisins, par suite, l'hystérectomie abdominale qui seule voit au grand jour et

(1) TAILLEFER. Pathogénie des troubles vésicaux observés dans le cours du cancer rectal et du cancer utérin. *Ann. des mal. des org. génito-urinaires*, 1898, p. 103.

enlève largement, pourra être radicale, elle sera du moins dans son premier temps exploratrice et le contrôle direct du mal, l'examen direct de propagations parfois méconnues permettra au chirurgien de continuer l'opération ou de s'arrêter selon l'étendue de la propagation et selon, comme nous le verrons plus loin, l'opinion qu'il a de ce genre d'intervention dont l'indication est très discutable.

III. — Envahissement ganglionnaire dans le cancer de l'utérus.

1° LYMPHATIQUES UTÉRINS ET GANGLIONS CORRESPONDANTS. — Avant d'étudier l'infection lymphatique dans le cancer utérin, rappelons tout d'abord brièvement la disposition assez complexe du territoire lymphatique de l'utérus.

Les lymphatiques de l'utérus, autrefois étudiés par Morgagni, Cruiskank, Léopold, Mascagni, Fridolin, Sappey, Cruveilhier, Lucas-Championnière, ont surtout été bien décrits par Poirier (1). Wallich (2), et plus récemment par Peiser (3) dont les recherches confirment la description de Poirier.

Les lymphatiques du col utérin, nés de ses trois tuniques, forment un réseau périphérique qui entoure le col. Des parties latérales du col se détachent 3 ou 4 troncs qui suivent l'artère et la veine utérines, puis le bord inférieur du ligament large, et la paroi latérale du bassin ; finalement, il se jettent dans un groupe de 2 ou 3 ganglions situés dans l'angle de bifurcation de l'artère iliaque primitive. Le plus élevé de ces ganglions occupe exactement le sommet de l'angle et recouvre en partie la veine iliaque externe ; il répond au détroit supérieur du bassin. Les deux autres plus petits, sont situés plus bas, par conséquent dans la cavité pelvienne, le long et en avant de l'artère hypogastrique.

C'est là le groupe des ganglions *hypogastriques ou iliaques internes*. Les vaisseaux lymphatiques qui en émanent se portent au-dessus des vaisseaux iliaques, vers les ganglions iliaques externes et vers les ganglions lombaires inférieurs, en suivant le bord latéral de l'artère iliaque.

Daprès Cruveilhier et Guérin, quelques lymphatiques émanant du col iraient aussi à un petit ganglion dit obturateur situé à l'entrée du canal sous-pubien. M. Poirier ne l'admet pas. Rappelons que le petit

(1) POIRIER. *Progrès médical*, 1890.
(2) WALLICH. Th. Paris, 1891.
(3) PEISER. *Zeitschr. f. Geb. u. Gynäk.*, 1898, Bd XXXIX, H. 2.

ganglion de Lucas-Championnière situé sur le côté et en avant du col, correspondant à quelques autres lymphatiques du col, a été contesté par Sappey et Poirier qui n'ont reconnu en lui qu'un pelotonnement de lymphatiques.

Peiser décrit en outre 1 ou 2 troncs qui, naissant du col, se dirigent en arrière et remontent dans l'épaisseur du ligament utéro-sacré, vers la paroi postérieure du bassin, où ils se terminent dans 1 ou 2 ganglions sacrés situés au niveau et en dedans de la bifurcation de l'iliaque primitive. Ces derniers envoient des anastomoses d'une part aux ganglions correspondants du côté opposé, et d'autre part en haut aux ganglions lombaires inférieurs. Enfin ces ganglions lombaires inférieurs, de même que les ganglions hypogastriques, s'anastomosent avec les ganglions lombaires supérieurs, où se réunit la lymphe venant du col et du corps de l'utérus.

Nous avons ainsi décrit le groupe des *ganglions sacrés et des ganglions lombaires* correspondants aux lymphatiques utérins, groupes très importants qui s'échelonnent d'abord irrégulièrement de chaque côté du rectum, sur la face antérieure du sacrum, puis de chaque côté de la colonne lombaire et des 2 gros troncs : aorte et veine cave inférieure, formant une chaîne ininterrompue de 20 à 30 ganglions de chaque côté de la portion moyenne de l'artère iliaque primitive jusqu'à la première vertèbre lombaire. La bifurcation de l'aorte marque la limite entre les ganglions lombaires supérieurs et inférieurs.

Les lymphatiques nés du corps de l'utérus convergent vers les angles utérins ; au nombre de 2 ou 3 ils s'engagent dans le bord supérieur du ligament large et s'accolent à l'artère utéro-ovarienne ; ils remontent ensuite jusqu'à un groupe de *ganglions lombaires*, situés au-devant de la veine cave et de l'aorte et à des ganglions situés au-devant des vaisseaux iliaques primitifs.

Enfin quelques lymphatiques nés de la partie de l'utérus qui répond à l'insertion utérine du ligament rond, ordinairement peu nombreux et grêles, partent des angles utérins et se rendent aux ganglions de l'aine par le ligament rond et le canal inguinal, d'autres viennent se terminer dans les *ganglions iliaques externes*.

Des anastomoses unissent les ganglions du col à ceux du corps. Quant aux *lymphatiques du vagin*, ceux du *tiers supérieur* du vagin, région souvent envahie par le néoplasme, se séparent des parois vaginales au niveau des culs-de-sac et se confondent avec ceux du col, ils se rendent aux *ganglions iliaques internes*. Les lymphatiques du tiers moyen, au nombre de 2 ou 3, s'accolent à l'artère vaginale et se rendent à 1 ou 2 ganglions situés sur les côtés du rectum, dans les angles du bouquet artériel que forment la vaginale, l'ombilicale et l'iliaque interne (Poirier). Les lymphatiques de la partie inférieure du vagin se portent en bas et en avant pour s'unir à ceux de la vulve et gagner avec eux les ganglions du pli de l'aine.

Malgré la direction des valvules dont la concavité est dirigée du côté des ganglions, l'évolution rétrograde de la lymphe est fréquente d'après Strauss, Sappey, Poirier.

M. Poirier a beaucoup insisté sur des lymphatiques qui se développeraient dans les adhérences péri-utérines, fait très important, car la propagation néoplasique se ferait non seulement par contiguïté et par la voie lymphatique normale, mais aussi par des troncs lymphatiques néoformés qui se développeraient dans des adhérences utéro-vésicales ou utéro-rectales. La vessie, en effet, est souvent envahie par le cancer, et cependant il n'y a pas de lymphatiques qui aillent normalement de l'utérus à la vessie (1).

2° LÉSIONS GANGLIONNAIRES DANS LE CANCER DE L'UTÉRUS. — Nous devons insister particulièrement sur ce chapitre parce que la propagation du néoplasme au territoire lymphatique justifie à elle seule l'intervention par la voie abdominale. Mais il faut reconnaître que les documents à ce sujet sont rares, parce que jusqu'ici les chirurgiens étaient obligés de respecter les adénites cancéreuses, opérant par la voie vaginale ; d'autre part, même par l'hystérectomie abdominale les ganglions n'ont pas toujours été extirpés et ils ont été rarement examinés histologiquement.

Il importe de préciser leur date d'apparition, leur topographie et leur envahissement.

En 1863, Winter conclut de diverses statistiques que le cancer n'envahit pas les ganglions avant d'avoir envahi les ligaments larges, opinion absolument erronée due à l'absence d'examen histologique des ganglions.

D'après les recherches d'Heidenhain, « dans le cancer le premier symptôme de la généralisation est la formation, dans le système lymphatique canaliculaire circumvoisin, de métastases cancéreuses ou embolies néoplasiques : le lymphangiome carcinomateux ainsi constitué, qui prépare et précède le lymphadénome spécifique ou engorgement ganglionnaire, est visible d'abord au microscope seulement et constitue une véritable graisse cancéreuse toute prête à lever après une opération incomplète ». (Cittadini.)

(1) PASTEAU. *État du système lymphatique dans les maladies de la vessie et de la prostate.* Paris, 1898.

Dans le cancer utérin, plus la lésion est ancienne et diffuse, plus les chances de retentissement sur la sphère ganglionnaire sont grandes, et plus leur extirpation devient difficile. Aussi n'insisterons-nous pas trop sur les cas de cancers étendus, car leur adhérence étroite aux vaisseaux iliaques rend leur extirpation toujours difficile, dangereuse et incomplète; on en pourra enlever quelques-uns, mais il en restera toujours assez pour que le mal repullule rapidement; d'ailleurs la récidive s'observe rapidement ailleurs et le péril ganglionnaire est ainsi presque négligeable.

On ne fait guère d'autopsies de cancers utérins sans trouver le territoire lymphatique envahi plus ou moins complètement. Roger Williams (1) trouve les ganglions néoplasiés 56 fois dans 78 autopsies ; les ganglions iliaques étaient pris dans 50 p. 100 des cas, les ganglions lombaires étaient rarement envahis seuls (2 fois sur 78 cas), les ganglions inguinaux étaient dégénérés 6 fois, les ganglions mésentériques 3 fois.

Peiser (2), d'après les travaux de Dittrich, Cruveilhier, Russell, Pawlick, affirme que les *vaisseaux et ganglions lymphatiques du col sont touchés dans 50 p. 100 des cas, au moment où la malade vient consulter le chirurgien*, c'est-à-dire dans les cas de cancer ayant très généralement dépassé l'utérus.

La propagation ganglionnaire dans le cancer utérin s'observe pourtant plus tardivement que dans la plupart des autres cancers ; elle manque même fréquemment.

En compulsant quelques observations publiées de cancers utérins assez avancés, opérés pourtant par la voie abdominale, nous avons trouvé un chiffre sensiblement analogue à celui de Peiser : l'envahissement ganglionnaire existait 24 fois sur 52 cas. Jacobs (3) a trouvé sur 8 observations de cancer assez avancé du col ou du corps 8 fois des paquets ganglionnaires hypertrophiés pelviens ou iliaques qu'il ne put toujours extirper. Freund (4), sur 20 cancers utérins dont 14 du col, 4 du corps et 2 mixtes, a trouvé 10 fois des ganglions et n'a pu extirper que 3 fois des paquets de ganglions iliaques. Ricard (5), 2 fois sur 9 cas, Segond (6), 1 fois sur 6 cas. Legueu (7) sur 9 opéra-

(1) R. WILLIAMS. *Bristish med. Journ.*, février 1896.
(2) PEISER. *Zeitschrift f. Geb und Gynäk.*, 1898. Bd XXXIX, Heft 2.
(3) JACOBS. *Bulletin de la Soc. belge d'obst. et de gyn.*, 1898-99, p. 166.
(4) FREUND. *Zeitschr. f. Geb. u. Gyn.*, 1897-98.
(5) RICARD. In th. d'*Auclair*.
(6) SEGOND. In th. de *Bigeard*.
(7) LEGUEU. *Congrès de Paris*, 1899.

tions trouve 3 fois les ganglions hypertrophiés et altérés et 1 fois des masses ganglionnaires suppurées du volume d'une mandarine.

Peiser a même voulu schématiser la marche de l'envahissement néoplasique des ganglions. La première étape serait représentée par les ganglions hypogastriques et par les ganglions sacrés latéraux, la deuxième par les ganglions iliaques externes, la troisième par les ganglions lombaires. Aussi dans l'extirpation totale de l'utérus en cas de cancer, conseille-t-il de prendre pour point de départ les ganglions lymphatiques et propose-t-il à cet effet une nouvelle méthode opératoire. Mais MM. Picqué et Mauclaire (1), après avoir compulsé les observations et fait quelques autopsies, ont pensé qu'il ne s'agissait là que d'un schéma tout théorique : l'infection pouvant brûler une ou deux étapes et arriver ainsi jusque dans le triangle sus-claviculaire gauche (Troisier) ou, comme chez une de leurs malades, au début d'un cancer du col, pouvant déterminer une adénopathie cancéreuse de l'aisselle gauche.

La question de l'existence et du degré de fréquence de la dégénérescence ganglionnaire dans le *cancer du col au début* nous intéresse davantage. Elle a été l'objet de nombreuses discussions contradictoires. En effet, s'il est vrai que les cancers du col au début s'accompagnent de ganglions néoplasiques, comme l'examen clinique même aidé du palper bimanuel et du toucher rectal, ne nous les révèle pas, il est évident que l'hystérectomie abdominale, qui seule permet de les déceler et de les extirper, seule, pourra prétendre à la cure radicale ou du moins faire reculer l'apparition de la récidive, et toute autre opération qui, comme l'hystérectomie vaginale, les laisse de côté sera une opération incomplète.

Or, Jacobs a trouvé des ganglions dégénérés 22 fois sur 23 cas ; il est vrai qu'en analysant ses observations, on trouve sur 15 cas, tout à fait au début, de un à trois mois d'existence, 6 fois seulement des ganglions *histologiquement* carcinomateux ; dans les autres cas, les ganglions hypertrophiés ou non n'étaient le siège que d'adénite inflammatoire banale (2). M. Michaux (3) sur 11 hystérectomies abdominales pour cancers limités ne put découvrir de ganglions hypertrophiés,

---

(1) Picqué et Mauclaire. *Annales de gynécologie,* mai 1899.

(2) Note : sur 50 observations d'hystérectomie abdominale totale, pour cancers utérins au début et parfaitement limités, qui nous ont été envoyées par le Dr Jacobs et que nous reproduisons, l'examen histologique a été mentionné pour 40 cas d'extirpation de ganglions et la dégénérescence néoplasique de ces ganglions a été trouvée 27 fois.

(3) Michaux. *Soc. de Chir.,* du 19 juillet 1899.

mais ils pouvaient néanmoins être néoplasiques. Plus intéressant est le rapport de MM. Picqué et Mauclaire au Congrès de Paris : sur 6 opérations pour cancer utérin datant de trois à neuf mois, ils ont trouvé deux fois des ganglions, reconnus carcinomateux au microscope, le long des vaisseaux iliaques, et dans un autre cas, un ganglion iliaque altéré mais non cancéreux avec adénite chronique simple.

En somme, sur 21 cas au début dont 15 de Jacobs, on ne trouve des ganglions vraiment néoplasiques que dans 8 cas dont 6 de Jacobs.

Ces chiffres ne s'écartent guère de ceux de Bigeard qui conclut d'après Wagner, pour les cas mortels, il est vrai, que le néoplasme n'envahissait le territoire lymphatique que dans un quart des cas.

D'après Mackenrodt, Seelig, Gussenbauer, Schuchart, Clark, *même dans les cas où la tumeur paraît être tout à fait au début de son évolution et où la malade présente des ligaments et des culs-de-sac en apparence parfaitement sains, les ganglions lymphatiques sont déjà touchés dans la plupart des cas.* D'après Rouffart (1) et Riess (2) *l'adénopathie est constante* et les ganglions sont à peu près toujours infiltrés même quand ils paraissent sains. Ce sont là, comme le remarquait M. Richelot au Congrès de Paris, *des impressions plutôt que des faits* parce que la preuve histologique n'en a pas toujours été faite. Dès lors ces résultats contradictoires s'expliquent.

On peut encore opposer à ceux qui admettent que l'adénopathie spécifique est constante dans tout cancer même au début et que les ganglions sains d'apparence sont toujours infiltrés ces arguments qui paraissent décisifs : d'une part l'hystérectomie vaginale précoce a pu donner des guérisons radicales incontestables et d'autre part l'hystérectomie abdominale simple sans extirpation ganglionaire en a fourni également.

Les ganglions trouvés hypertrophiés ne sont pas nécessairement carcinomateux et sont parfois simplement le siège d'adénite chronique inflammatoire banale comme le démontre l'examen histologique dans quelques observations publiées (3) et dans les faits relatés plus haut.

Ces ganglions hypertrophiés et atteints d'adénite simple qui accompagnent parfois le cancer utérin sont quelquefois suppurés ou prêts à suppurer : l'infection pyogène vient alors le plus souvent de l'ulcération initiale (Williams). C'est là une complication grave que l'hysté-

---

(1) ROUFFART. *Sem. gyn.*, janvier 1898.
(2) EMILE RIESS. *Zeitschrift für Geb. und Gyn.*, Bd XXXVII, Heft 2.
(3) BROSE. Carcinome de l'utérus, *la Gynécologie*, 1899, p. 446.

rectomie abdominale seule peut découvrir et à laquelle seule elle peut remédier. Plusieurs cas de ganglions suppurés ont été publiés, notamment dans la pyométrie (Legueu et Rebreyend) (1). Cette adénite suppurée peut être le fait aussi d'un cancer secondairement infecté ou d'une affection utérine concomitante.

A l'inverse de ces ganglions hypertrophiés non carcinomateux histologiquement, quelquefois de petits ganglions, qui paraissaient sains et qui n'avaient pas été sentis par l'exploration la plus attentive et même sous le doigt de l'opérateur, étaient reconnus dégénérés à l'examen microscopique (obs. de Jacobs ; obs. de Riess) (2), ces ganglions qui n'étaient pas appréciables cliniquement étaient nettement envahis cependant et présentaient de nombreux noyaux cancéreux.

Aussi, partant de cette constatation que dans le cancer du col de l'utérus il se fait une propagation très précoce aux ganglions lymphatiques et que cette propagation est impossible à reconnaître cliniquement et même au cours de l'opération d'après les derniers faits exposés, l'hystérectomie abdominale s'impose et avec elle l'ablation systématique du tissu cellulaire pelvien où passent les vaisseaux lymphatiques, ainsi que l'extirpation de tous les ganglions tributaires de l'utérus. Ce sont de ces idées théoriques que naquit l'évidement du bassin avec ses diverses méthodes de Riess, Peiser, Clark, etc.

Si l'hystérectomie abdominale, pour être absolument l'opération idéale dans un cas de cancer au début, doit être complétée par un évidement complet du bassin, on en peut conclure aussi que cette opération, quoique plus satisfaisante et plus radicale que sa rivale l'hystérectomie vaginale, de par les difficultés opératoires qui résultent d'une méthode si complexe, ne sera quelquefois que palliative seulement, même pour les cas les plus limités ; mais la survie pourra, peut-être, être ainsi augmentée.

Dans le cancer du corps, l'adénopathie n'est pas exceptionnelle, comme on le croyait autrefois. Les ganglions inguinaux sont fréquemment envahis par l'intermédiaire des lymphatiques du ligament rond et ceux tributaires des lymphatiques du corps, tels que les ganglions sacrés et lombaires (Bouilly). Jacobs trouve une fois des ganglions dégénérés sur 3 cancers du corps.

(1) LEGUEU et REBREYEND. La pyométrie, complication du cancer utérin. *Revue de gyn.*, 1899, p. 783.
(2) RIESS, *Loc. cit.*

IV. — Récidives du cancer utérin.

Nous avons parlé précédemment de la nature et de la fréquence des récidives du cancer utérin selon son siège, sa forme et selon l'âge des malades. Il reste à parler du siège des récidives après l'hystérectomie.

Si l'amélioration des procédés opératoires a fait baisser sensiblement la mortalité immédiate, il n'est pas moins certain que la véritable guérison est tout à fait exceptionnelle, et la récidive la règle presque absolue. Les statistiques de constatation de récidive nous apprennent qu'elle se produit après l'hystérectomie vaginale, la 1re année dans la proportion de 77,7 p. 100 d'après M. Bouilly, de 70 p. 100 d'après M. Jacobs, 75 p. 100 d'après M. Segond ; la 2e année, dans la proportion de 17,8 p. 100, 13 p. 100, 18 p. 100, et que les autres opérées ne dépassent pas la 3e ou la 4e année : « Il faut perdre ou à peu près, dit M. Bouilly, l'illusion de la guérison radicale du cancer par hystérectomie ; aucune de mes malades opérées en 1886 n'est actuellement vivante. » C'est là, il semble, une interprétation des faits un peu pessimiste, car, comme on le verra plus loin, les survies dépassant 4 ans, atteignant même 10 ans et plus, ne sont pas absolument rares. Mais souvent l'état avancé des lésions, l'impossibilité de tout enlever faisait prévoir une récidive rapide ou plutôt la continuation sur place du cancer ; dès maintenant même on peut reconnaître que c'est à cela qu'étaient dus les insuccès thérapeutiques de l'hystérectomie abdominale longtemps réservée aux cas inopérables par la voie vaginale. Quoi qu'il en soit, en règle générale, le cancer utérin paraît jouir d'une grande malignité, comparable à celle du cancer de la langue par exemple. L'invasion lymphatique périphérique est précoce et prépare une récidive rapide, avant même que les ganglions soient pris ou que des fusées néoplasiques se soient développées dans le pelvis et autour des uretères, nécessitant une véritable dissection du petit bassin ; comme le remarquait M. Tuffier, il existe toujours de la périlymphite du col, puis de la base des ligaments larges nécessitant une extirpation précoce et large en tissu sain.

Malgré le peu de durée des guérisons apparentes et la régularité de la récidive, les guérisons radicales indubitables obtenues surtout ces dernières années à la suite des progrès réalisés dans les méthodes opératoires et dans le choix des indications doivent donner espoir, et dans cette lutte contre le cancer l'on doit s'instruire des conditions qui font prévoir la récidive et la déterminent.

D'après la nature et le siège des récidives, on peut diviser en deux classes, les faits de repullulation du néoplasme.

1° LES RÉCIDIVES LOCALES OU SUR PLACE. — Elles constituent la règle habituelle. Winter (1) cite 50 cas de récidives dans la cicatrice sur 58 cas. Elle s'effectue par divers processus d'après Fabre-Domergue (2) : 1° par repullulation locale immédiate des cellules néoplasiques abandonnées sur les lieux, l'extirpation ayant été faite nécessairement au jugé et incomplète ; 2° par repullulation de cellules en apparence saines et pourtant encore en puissance d'hyperplasie, la zone de transformation n'ayant pas été réséquée ; 3° par l'inoculation opératoire des tissus sains et des vaisseaux béants ayant déterminé la formation de noyaux secondaires locaux : dans la plaie, ou éloignés : dans les organes divers (mode fréquent de récidive) ; 4° par opération incomplète, des éléments néoplasiques ayant été abandonnés dans la plaie (mode le plus fréquent de récidive).

Quant au siège de la récidive : *la récidive vaginale* est celle qui est le plus souvent observée ; elle occupe généralement la cicatrice par où elle débute pour gagner les parties voisines. Winter a montré cependant que ces récidives vaginales occupent souvent des points qui, ordinairement, ne sont pas envahis par le néoplasme. Pour lui, la récidive vaginale est presque toujours due à l'inoculation opératoire. Elle est plus rare dans le cas de cancer du corps parce que l'inoculation est alors moins facile (3).

La récidive vulvaire par inoculation directe existe aussi. C'est ainsi que Niebergall, d'après MM. Picqué et Mauclaire, ayant pendant une hystérectomie vaginale entamé la vulve avec sa valve antérieure, observa au bout de quatorze mois un début de récidive en ce point précis ; et la métastase par voie lymphatique paraît impossible.

La récidive pelvienne se fait dans les organes pelviens, la vessie, le rectum, le péritoine et surtout dans les ganglions, c'est alors une carcinose pelvienne diffuse qui tue les malades, soit par infection, soit par urémie consécutive à la compression des uretères, soit par embolie due à la phlébite déterminée par la compression des grosses veines par les ganglions.

2° LES RÉCIDIVES GANGLIONNAIRES ET LES RÉCIDIVES A DISTANCE OU MÉTASTATIQUES. — On peut les englober dans le même chapitre, car

(1) WINTER. *Zeitschr. für Geb und Gyn.*, XXVII, 1.
(2) FABRE-DOMERGUE. *Les cancers épithéliaux*, 1898.
(3) PICQUÉ et MAUCLAIRE. Considérations sur le traitement du cancer ut. par L'hyst. abd. totale. *Annales de Gynécologie*, mai 1899.

les secondes dépendent des premières, elles sont peu fréquentes. D'après Winter, elles ne s'observent que dans la proportion de 5 p. 100 des cas de cancer opérable. D'après Kiwish, l'affection ne se généralise que 7,5 fois sur 100, les cancers secondaires s'observant surtout dans le foie et les poumons. Sur 104 hystérectomies vaginales, Thumim accuse 2 récidives métastatiques. Sur 50 hystérectomies abdominales pour cancer utérin limité, Jacobs constata dans 11 cas de récidive : 3 récidives purement pelviennes et une vagino-pelvienne ; il avait dû abandonner quelques ganglions inaccessibles.

Mais il faut bien remarquer que si les récidives se font très généralement sur place par continuation dans l'évolution du néoplasme, cela tient à l'état avancé dans lequel on opère le cancer. Si l'on n'intervenait que dans les cas de début, les seuls qui s'accompagnent fréquemment de guérison radicale par l'hystérectomie vaginale par exemple, on pourrait alors observer plus fréquemment dans ces cas où l'exérèse du néoplasme a été absolue, la récidive ganglionnaire, de là peut-être la généralisation pelvienne et certainement la généralisation métastatique. Le péril ganglionnaire, en un mot, ne paraît devoir s'affirmer qu'autant que la récidive locale ou par inoculation aura été écartée par une ablation assez large et faite suivant toutes les règles. Malheureusement, cette hypothèse est difficile à contrôler, les cas au début étant assez rares, et plus rares encore les nécropsies de malades opérées dans ces conditions et mortes de maladie intercurrente, étant en puissance de récidive ganglionnaire. Lorsque la récidive est pelvienne, cela n'implique pas qu'elle soit toujours d'origine ganglionnaire et il serait de la plus haute importance de savoir dans quelles proportions la récidive se fait dans la muqueuse vaginale ou dans les ganglions.

CHAPITRE III

Valeur théorique comparée de l'hystérectomie abdominale avec évidement du bàssin et de l'hystérectomie vaginale dans le cancer utérin au premier degré.

1° De l'extirpation des ganglions et de l'évidement du bassin.

Par les chapitres précédents d'anatomie et de physiologie pathologique, tous les éléments du parallèle entre les deux opérations rivales nous sont acquis ; il suffit de tirer les déductions qui en découlent logiquement. Mais en examinant les objections opposées à ces conclusions et en analysant les arguments apportés pour ou contre telle méthode, nous serons obligé de conclure que certaines de ces objections sont irréfutables et nous verrons de quelles restrictions il faudra accompagner nos premières conclusions d'apparence logiques.

Pour jalonner la discussion, nous classerons, à l'exemple du Dr Ricard (1), le cancer utérin en trois périodes, mais sans nous dissimuler ce qu'a de vague et d'indécis cette classification.

La première période comprendra le *cancer utérin tout à fait au début, le col ou le corps utérin étant seul pris, l'utérus parfaitement mobile, le petit bassin cliniquement indemne.*

Mais pour être plus clair et plus serré dans la discussion, on peut envisager d'abord, parmi les cancers au premier degré, le cas le plus simple et le plus rare aussi dans la pratique, celui d'un cancer exclusivement limité au col, d'après le contrôle histologique, en le supposant possible pour établir cette limitation, quitte à étudier ensuite non plus un cas schématique, mais le cancer à la première période qui s'offre déjà si rarement dans la pratique chirurgicale.

Nous supposerons donc, avec M. Richelot (2), un cancer absolument limité au col et au corps, alors que la moindre cellule cancé-

---

(1) RICARD. *Rapport au Congrès de Paris sur l'hystérectomie abdominale totale,* 1899.

(2) RICHELOT. *Communication au Congrès de Paris sur l'hyst. abd. totale,* 1899.

reuse n'a pas encore cheminé hors de l'utérus et que par l'une ou l'autre des deux méthodes rivales on est sûr d'extirper l'utérus néoplasique en dehors de la zone de transformation à laquelle nous avons fait allusion plus haut parmi les causes de récidive. Nous pourrons intervenir à cette période éminemment favorable si nous opérons très près du début ou si nous arrivons un peu plus tard et que la chance nous fasse tomber sur un cancer du col à marche lente ou sur un cancer du corps dont l'extension est ordinairement lente également. N'ayant pas laissé trace de tissu morbide, nous n'avons rien à redouter de notre ennemi ordinaire, la récidive locale par simple continuation. Mais en sera-t-il de même de la récidive ganglionnaire?...

Dans ce cas, qui n'est pas purement idéal, puisque des guérisons définitives s'observent après l'hystérectomie vaginale; mises à part les différences dans les méthodes opératoires, en quoi diffèrent essentiellement les deux méthodes mises en parallèle? Simplement dans ce fait que l'hystérectomie vaginale abandonne les ganglions pelviens néoplasiés qui peuvent exister, tandis que l'hystérectomie abdominale est seule à même de les extirper.

La différence ne porte donc essentiellement que sur la question ganglionnaire.

Or, d'une part nous savons que dans toute affection cancéreuse le ganglion assure la récidive, soit sur place par propagation, soit à distance par métastase, et que dans toute opération contre le cancer, la recherche et la destruction de ces ganglions est d'extrême urgence, car si on laisse en place ces glandes dégénérées, même si leur dégénérescence n'était pas appréciable elles subiront toutes les étapes de l'envahissement néoplasique et deviendront des agents certains de généralisation. Nous avons vu d'autre part que le cancer utérin même au début, obéissant aux lois ordinaires de pathologie générale a son retentissement sur les ganglions environ 1 fois sur 2 ou 3 cas (27 fois sur 40 cas d'après Jacobs); que si dans le cancer du sein où l'exploration axillaire est facile, de petits ganglions néoplasiques peuvent échapper, à fortiori dans le cancer utérin; et l'examen clinique ne peut nous révéler ces ganglions pelviens profondément situés. On ne saurait donc prévoir les cas où l'hystérectomie vaginale sera suffisante à cause de l'absence de ganglions malades, et l'hystérectomie abdominale qui seule permet de les trouver et de les extirper est seule l'opération radicale et logique; et toutes les autres opérations qui les abandonnent, telles que l'hystérectomie partielle ou

vaginale, sont irrationnelles et doivent être classées parmi les interventions palliatives sans profit sur ces dernières à cause de la gravité
immédiate plus grande.

Quelques tentatives d'extirpation ganglionnaire et du tissu cellulaire pelvien où passent les lymphatiques envahis ont été faites, par
la voie basse, il est vrai (Pawlick et Linkenheld) (1), mais on comprend
au prix de quels dangers, puisque les vaisseaux utérins et les uretères
sont très voisins du col utérin.

M. Reynier (2) dit, en effet: « L'hystérectomie abdominale est surtout une bonne opération quand le cancer est limité. Elle est supérieure en ce cas à l'hystérectomie vaginale parce qu'un cancer limité
peut s'accompagner d'un ou deux ganglions, dont l'ablation peut,
comme le curage de l'aisselle dans le cancer du sein, quand il n'y a
qu'un ou deux ganglions, faire reculer l'apparition de la récidive. Or
ces ganglions, l'examen clinique ne vous les révèle pas. »

M. Ricard (3) : « Quel serait le chirurgien qui aujourd'hui se conten-
terait d'enlever un néoplasme du sein sans explorer l'aisselle ? Cette
exploration des zones ganglionnaires n'est-elle pas constante dans la
thérapeutique des néoplasmes malins ? Ne doit-elle s'exécuter que
parce que l'aisselle est sous le bistouri et sous l'œil du chirurgien ?
La difficulté d'un acte opératoire, lorsqu'elle peut être combattue par
un chirurgien digne de ce nom, deviendrait-elle donc aujourd'hui une
contre-indication à l'opération ? Il suffit qu'un examen clinique fasse
découvrir l'existence de ganglions inextirpables pour qu'on conclue à
l'inopérabilité d'une tumeur maligne. Or, de quel droit faire une
exception en faveur du cancer utérin ? Pourquoi ce qui est vrai pour
toutes les tumeurs malignes cesserait-il de l'être pour la tumeur
maligne de l'utérus ? Lorsque le cancer du col est au début, la zone
ganglionnaire peut être déjà envahie et le devoir étroit du chirurgien
est d'y aller voir.

Une opération qui, de parti pris, respecte la zone ganglionnaire
sans l'explorer, qui néglige des adénopathies qui peuvent exister, n'est
et ne saurait être qu'une opération palliative. L'hystérectomie vaginale
qui la laisse de côté est donc une opération intentionnellement incomplète.

J'ai donc le droit de dire, pour les cancers que j'ai placés dans ce
premier chapitre, paraphrasant une formule que notre collègue,

(1) MAUCLAIRE. Hyst. abd. avec évidement pelvien. *Presse méd.*, 23 septembre 1899.
(2) REYNIER. *Rapport au Congrès d'Amsterdam sur l'hyst. abd.*, août 1899.
(3) RICARD. *Rapport au Congrès de Paris*, octobre 1899.

M. Pozzi, opposait à la théorie de Verneuil : plus le cancer est petit, plus il est limité, plus grande et plus formelle est l'indication de l'hystérectomie abdominale, car ses chances d'être radicale sont à leur maximum.

Si les partisans de l'hystérectomie vaginale tiennent encore dans ce cas pour leur opération favorite, c'est qu'elle est facile, rapide et relativement bénigne. Il n'osent pas abandonner une opération qu'ils psssèdent si bien, qu'ils ont faite leur chose et par entraînement, par amour-propre peut-être, ils n'osent avouer que l'hystérectomie abdominale est plus logique et la seule pouvant espérer être radicale, *donc, dans le cancer limité du col, l'hystérectomie abdominale a son maximum d'indications, car elle présente dans ces cas au début son maximum d'innocuité, son maximum de facilité et donne les chances maxima d'éradication radicale.* »

M. Jacobs (1), plus radical encore, est partisan de l'évidement du bassin dans tous les cas : « Pour l'utérus comme pour le sein, dans le bassin comme dans les autres régions, toute tentative opératoire qui veut être radicale doit enlever l'organe primitivement atteint *et tout le territoire lymphatique voisin.* L'hystérectomie vaginale n'est pas à même de résoudre ce problème, une telle dissection n'est praticable que par la voie abdominale. »

Nous venons de voir que dans les cas très limités et sans complications quelconques la voie haute est supérieure à la voix basse, à la condition d'extirper les ganglions entrepris, et pour les chirurgiens belges, américains et allemands, qui partagent les mêmes idées, Rouffart, Jacobs, Kelly, Pryor, Riess et Peiser, à la condition de plus de disséquer le tissu cellulaire pelvien. Dans les débuts de l'hystérectomie vaginale cet évidement du bassin ne fut pratiqué que dans le cas où il s'imposait, plus tard il fut par quelques chirurgiens appliqué systématiquement à tous les néoplasmes et de là naquirent plusieurs méthodes opératoires ; on ne faisait que continuer la comparaison du cancer du sein et de l'utérus.

Mais la plupart des chirurgiens se bornaient à extirper par la voix haute les ganglions hypertrophiés. D'autres eurent des guérisons définitives par la voie haute sans s'occuper des ganglions, mais nous ne devons pas nous occuper pour le moment de la méthode de ces derniers, car dans les cas que nous avons envisagés, il est évident

---

(1) JACOBS. Ablation génitale abdominale et évidement du bassin dans le cancer utérin. *Revue de gyn. et de chir. abdom.,* 1898.

que la voie haute n'a aucun avantage sur la voie basse et qu'elle reste palliative comme cette dernière, si elle néglige les ganglions.

Mais si la conception des partisans de l'évidement du bassin est théoriquement parfaite, dans la pratique est-elle possible ?...

De suite plusieurs objections se présentent : cette comparaison habituelle avec le cancer du sein est-elle vraie ? L'extirpation des ganglions pelviens et l'évidement du bassin sont-ils comparables à l'extirpation des ganglions axillaires et au curage de l'aisselle dans le cancer du sein ? La pratique de la plupart des chirurgiens qui se bornent à extirper 1 ou 2 ganglions pelviens hypertrophiés, dans le cancer utérin suffit-elle pour mettre à l'abri de la récidive ? Ce sont là autant d'objections importantes à envisager, opposées à la voie haute par les partisans de l'hystérectomie vaginale.

« La comparaison du cancer du sein avec celui de l'utérus, dit M. Richelot, est spécieuse. Les ganglions axillaires sont réunis en paquets, plongés dans une masse adipeuse qu'on détache facilement ; et pour détruire tous les tissus, tous les vaisseaux lymphatiques entre la tumeur et le groupe ganglionnaire, il est loisible de tailler largement, profondément, et d'enlever en masse la peau, la graisse, l'aponévrose, les muscles même, sans avoir ni organe à ménager, ni danger à courir. Aussi n'est-il pas un chirurgien qui néglige l'évidement de l'aisselle. Il faut croire cependant, que nos doigts épargnent souvent quelque glande accolée aux vaisseaux ou perdue vers la clavicule, puisque l'infection continue et se généralise. Et s'il en est ainsi dans une région où nous avons nos coudées franches, que pourrons-nous faire dans la cavité pelvienne ? Que signifie ce dédoublement du ligament large, comme si nous pouvions racler ces 2 feuillets et cette mise à nu de l'uretère, comme si nous pouvions le dépouiller réellement, détruire les dernières travées conjonctives, suivre à la piste les cellules cancéreuses le long des artères iliaques ? Les ganglions ne sont que des relais sur le trajet d'infection, à quoi sert d'en prélever quelques-uns ? »

En lisant les observations des partisans les plus convaincus de l'évidement du bassin, en effet, combien de fois voit-on : « les ganglions pelviens ont été abandonnés à cause de leur situation dangereuse » ; ou bien : « évidement incomplet des ligaments larges à cause de la situation des ganglions » ; ou : « ablation de 2 ou 3 ganglions hypertrophiés » ? Ces ganglions néoplasiques précisément sont souvent situés sur les vaisseaux iliaques et ils y adhèrent souvent si intimement qu'on préfère les laisser. Les tentatives d'extirpation seraient peut-être incomplètes, mais la blessure des vaisseaux certaine. Quant à la dissection du tissu cellulaire où cheminent les lymphatiques carcinomateux, théoriquement parfaite elle présente en pratique des écueils insurmontables, l'uretère, en particulier, s'offrant continuellement au bistouri.

Nous avons d'abord vu dans nos chapitres précédents combien complexe et développé était l'appareil ganglionnaire sous la dépendance de l'utérus. Nous avons établi également que quelquefois le contrôle direct par la vue des ganglions pelviens ne suffisait pas à nous éclairer sur leur dégénérescence possible et que pour réaliser l'opération idéale il fallait dans tous les cas pratiquer l'évidement complet du bassin et l'ablation des ganglions même normaux d'apparence.

Mais il est probable que les assertions de Riess et de Peiser sur la dégénérescence des ganglions normaux d'apparence sont exagérées et qu'en extirpant des ganglions hypertrophiés on est plus sûr d'atteindre des ganglions néoplasiques qu'en cherchant à disséquer tout le système ganglionnaire s'il apparaît sain. Et inversement les gros ganglions ne sont généralement pas de simples adénites chroniques ; les ganglions inguinaux ou lombaires parus sains ne sont pas dégénérés.

Néanmoins, quoique les chirurgiens qui évident complètement le bassin, ganglions et tissu cellulaire, ne soient guère plus sûrs d'extirper tous les foyers ganglionnaires néoplasiques que ceux qui se bornent à extirper les ganglions hypertrophiés visibles, nous conclurons de tout cela qu'en raison des difficultés opératoires insurmontables et grosses de dangers, qui résultent d'une méthode si complexe, l'hystérectomie abdominale quoique plus complète et plus satisfaisante que l'hystérectomie vaginale ne demeurera parfois que palliative, et tout en nous offrant une certaine sécurité elle ne se bornera fréquemment qu'à retarder la récidive.

Donc même dans ces cas au début et simples, l'hystérectomie abdominale avec évidement du bassin n'assurera pas toujours la guérison définitive.

Aussi bien, si quelques-unes des objections portées contre la voie abdominale par les partisans de l'hystérectomie vaginale sont légitimes, certaines peuvent sembler exagérées.

« L'hystérectomie vaginale, dit M. Richelot (1), nous a semblé rationnelle parce qu'elle nous permettait des succès durables dans

(1) RICHELOT. *Congrès de Paris*, 1899.

deux cas : celui où de rares cellules cancéreuses auraient déjà émigré vers les parties voisines et voudraient bien y sommeiller longtemps (survie prolongée); celui où nous aurions la chance d'intervenir avant que les vaisseaux lymphatiques aient porté hors de l'utérus aucun germe de repullulation (guérison définitive). »

Mais si des cellules cancéreuses ont déjà émigré vers les parties voisines, préparant la récidive, par la périlymphite de la base des ligaments larges à laquelle M. Tuffier (1) accorde une grande importance, il est certain que la voie haute en permettant une extirpation plus large et plus sûre devra déjà diminuer cette chance de récidive qui devait apparaître plus ou moins vite selon la rapidité d'évolution très variable du néoplasme.

Quant au fait d'arriver avant l'extension aux lymphatiques, c'est là une question de hasard que cherche justement à supprimer la voie haute. « Assurément par la voie vaginale on n'enlève pas les ganglions, mais le point important est d'abord de savoir si l'on peut extirper les voies lymphatiques atteintes et ensuite s'il est vraiment nécessaire d'enlever ces voies lymphatiques par la laparotomie. » Ce sont là les objections principales adressées à la voie haute et que nous avons en partie déjà longuement discutées. Sur le premier point, la possibilité de l'évidement, nous sommes déjà fixés : l'extirpation complète et intégrale des lymphatiques et des ganglions est impossible à pratiquer. Pour résumer nos conclusions à ce sujet, nous pouvons répéter ici l'opinion de M. le professeur Terrier (2) : « Parfois je pus extirper quelques ganglions cancéreux ; mais quant à la dissection des vaisseaux lymphatiques et à leur enlèvement, je me déclare trop peu anatomiste et trop chirurgien pour la tenter, voire même pour y songer sérieusement. »

Sur le second point : la nécessité d'enlever les voies lymphatiques est ainsi contestée : « 1° les autopsies prouvent que le système ganglionnaire n'est pas fatalement envahi, dans tous les cas, puisqu'on trouve dans une assez forte proportion des ganglions sains ; 2° des guérisons certaines et durables ont été obtenues par l'hystérectomie vaginale simple ; 3° des survies du même genre ont été également obtenues par l'hystérectomie abdominale simple sans évidement. La conclusion est qu'on ne peut soutenir qu'il faille évider le bassin pour avoir une guérison dans les cancers utérins. »

(1) TUFFIER. *Congrès de Paris*, 1899
(2) TERRIER. *Soc. de Chir.*, 19 juillet 1899.

S'il est vrai que dans ces cas au début bien contrôlés histologiquement ou par une récidive tardive les guérisons définitives par l'hystérectomie vaginale ne sont pas exceptionnelles, puisque MM. Richelot, Ott de Saint-Pétersbourg et Landau de Berlin ont des survies de 9, 12 ans et plus et que Janvrin (1) de New-York assure même guérir définitivement le tiers de ses opérées, *il est d'abord évident qu'à fortiori dans ces cas l'hystérectomie abdominale eut également réussi.*

Mais on objecte de suite que la mortalité est 3 ou 4 fois plus forte par la voie abdominale que par la voie vaginale. Nous verrons à propos des statistiques ce qu'il faut penser de cette objection.

Quant aux ganglions, nous avons vu, il est vrai, qu'ils manquent fréquemment dans la proportion de 1 à 3 fois sur 4 (autant de cas à succès pour la voie vaginale); mais comme aussi inversement ils peuvent exister 1 à 3 fois sur 4 cas, c'est alors la récidive assurée 1 à 3 fois sur 4 cas pour la voie vaginale et qui sera au contraire écartée par l'hystérectomie abdominale. Et précisément dans le cas que nous envisageons de cancer nettement limité à l'utérus, dans ces cas qui, par l'extirpation complète de tout le mal, font le succès de l'hystérectomie vaginale puisqu'on observe d'après les statistiques 10 p. 100 de survies prolongées ou de guérisons définitives, on peut se demander si ces récidives lointaines, apparaissant 4 à 8 ans après l'opération, ne sont pas d'origine ganglionnaire: pelvienne ou métastatique, alors que d'ordinaire la rédicive est si rapide dans la plaie quand la tumeur n'était pas largement extirpée. L'hystérectomie abdominale, dont la mortalité immédiate n'est pas plus fréquente que celle de l'hystérectomie vaginale dans un cas de cancer au début (comme nous l'établirons plus loin), nous eût peut-être mis à l'abri de cette récidive tardive par les ganglions qui ont pu jouer durant un certain temps le rôle physiologique d'arrêt vis-à-vis de l'infection néoplasique pour redevenir ensuite un foyer d'extension locale et de généralisation du néoplasme.

A propos de ces récidives lointaines, au bout de quatre ans, par exemple, on peut encore se demander si c'est le cancer primitif qui, resté longtemps à l'état latent, continue, ou si au contraire il recommence. S'il recommence, c'est la négation de la théorie parasitaire qui s'appuie sur quelques faits indubitables : l'hérédité du cancer, le lien qui rattache le cancer à l'arthritisme ; l'on voit le cancer et les

(1) JANVRIN. *Congrès d'Amsterdam*, 1899.

maladies arthritiques se transmettre, alterner, coïncider ; ce serait une maladie générale créant des localisations, une prédisposition de l'organisme à engendrer la néoplasie. Le rôle des ganglions serait alors bien effacé, et l'acte chirurgical bien empirique. On en peut conclure avec M. Richelot que faute de posséder le secret du mal et son remède, l'on doit s'estimer heureux de sauver quelques malades par un acte empirique. Ce n'est pas la chirurgie qui trouvera la guérison du cancer, et il est bien douteux que la médecine y réussisse par l'intervention d'un sérum et l'atténuation d'un microbe introuvable. Peut-être seulement les progrès de l'hygiène et du régime nous feront-ils un jour moins exposés aux troubles trophiques, aux anarchies cellulaires, aux scléroses, aux néoplasmes de toutes sortes.

2° Avantages de l'hystérectomie abdominale.

Pour la clarté de la discussion nous venons d'envisager un cas absolument schématique. Cela nous a permis de mettre en relief l'importance des ganglions, la valeur de leur extirpation, et de faire ressortir dans quelle mesure cette extirpation était possible, car nous avons supposé le cas le plus simple : un cancer utérin théoriquement limité à l'utérus. Pratiquement c'est la grande exception, car les malades malheureusement ne se décident à se soigner et à demander avis que lorsqu'elles ont des douleurs ou des pertes ; c'est alors seulement qu'elles peuvent saisir la nécessité d'une intervention médicale. Or l'affection s'installe très insidieusement, la douleur s'observe rarement au début et n'apparaît ordinairement qu'à une période avancée, et dans un 1/7 des cas elle manque absolument. D'ailleurs la douleur témoigne de la propagation du néoplasme et fait plutôt penser à l'abstention. Quant aux pertes, en raison de leur fréquence, dans la vie génitale de la femme, elles ne lui inspirent pas toujours une crainte pour ainsi dire providentielle : d'ailleurs tant qu'un cancer n'est pas ulcéré, il n'y a pas d'hémorrhagies (Gusserow, Pierre Delbet). Cependant l'hémorrhagie manque rarement, elle est d'ordinaire précoce ; et si elle arrive soudaine, abondante et intermenstruelle et si elle se renouvelle plus ou moins copieuse, elle alarme la patiente et la décide à consulter. Si cette hémorrhagie précoce se produit après la ménopause ou si l'examen vaginal est de suite pratiqué comme c'est de rigueur, on peut avoir affaire à un cancer encore à la première période et bien limité à l'utérus. C'est ce cas déjà rare en pratique que nous allons envisager et pour lequel nous allons passer en revue les avantages de l'hystérectomie abdominale sur l'hystérectomie vaginale, *l'évidement du bassin n'étant pas la seule raison d'être de l'opération.*

1° ABLATION LARGE. — Dans le cancer utérin comme dans les autres cancers, la règle fondamentale du traitement radical est de n'opérer que quand on croit pouvoir tout enlever. Aussi aujourd'hui les partisans de la voie vaginale paraissent-ils borner l'intervention aux cancers du premier degré, sinon ils ne pratiquent qu'une opération palliative. On verra plus loin comment la voie abdominale permet d'attaquer des cancers inopérables par la voie base et comment elle recule les limites de l'opération du cancer.

Mais même dans le cancer au premier degré, le chirurgien est-il toujours sûr que le néoplasme est limité à l'utérus ? Or, malgré l'analyse la plus soigneuse des signes cliniques, il peut être induit en erreur et le cancer peut commencer à s'extérioriser à l'utérus comme on l'a vu au chapitre des propagations pelviennes et dans ces conditions tenter la cure radicale du cancer utérin par la voie vaginale est une utopie puisque par le vagin on ne peut attaquer que l'utérus. Le néoplasme du col qui cliniquement est tout à fait limité à l'utérus, peut en réalité avoir déjà envahi les tissus voisins, on a vu combien difficile était le diagnostic clinique des propagations pelviennes. Le chirurgien par la voie vaginale opère par conséquent daus l'incertitude de l'étendue du cancer, aussi bien qu'il est dans l'incertitude d'une propagation ganglionnaire possible, même dès le début. Aussi l'hystérectomie abdominale qui seule contrôle les lésions et les enlève largement, seule pourra être radicale ou du moins offrir plus de sécurité contre les récidives. Par la voie abdominale on est plus sûr en effet que par la voie vaginale d'enlever tous les tissus malades, l'hystétectomie vaginale ne donnant accès sur la masse néoplasique que par une brèche étroite et profonde. Cette dernière opération ne permet pas de reconnaître l'étendue et les limites précises des lésions, elle peut faire abandonner dans le voisinage des tissus cruentés des infiltrations cellulaires qui seront bientôt une amorce à la récidive. Et malgré même les incisions libératrices, vagino-péritonéales préconisées par Schuchardt, il n'est possible de faire qu'une dissection insuffisante pour attaquer les tissus péri-utérins et pour couper en dehors de la zone de transformation et de la lymphite cancéreuse péricervicale de M. Tuffier, deux causes puissantes de récidive.

L'hystérectomie abdominale, au contraire, est, comme l'appelle le

Dr Auclair, une *opération à ciel ouvert :* au lieu d'opérer du bout des doigts et des instruments au fond d'un puits sans savoir où l'on est et où l'on va, on agit avec le doigt et l'œil et l'on voit toujours ce que l'on fait, condition indispensable pour éviter les complications opératoires et surtout pour extirper largement et réaliser ainsi le principal desideratum du traitement du cancer.

Un des grands avantages de la voie haute, surtout, c'est de pouvoir enlever 2 ou 3 centim. de l'extrémité supérieure du vagin et plus, ce qui est souvent précieux dans des cancers bas situés avec intégrité de la base des ligaments larges.

« C'étaient d'abord les extensions au vagin, qui pouvaient être attaquées plus largement. Par la voie vaginale, on a beaucoup de difficultés pour extirper une grande étendue du vagin. La séparation en avant du vagin infiltré et de la vessie est difficile, et s'il y a ouverture de la vessie, la séparation, très difficile du côté du vagin, s'effectue au contraire avec moins de péril et plus aisément au cours de la laparotomie. Dans la plupart de mes opérations, j'ai pu, en effet, enlever le tiers ou la moitié supérieure du vagin.

C'étaient ensuite les infiltrations des ligaments larges, que l'on devait enlever par l'abdomen, alors que du côté du vagin, il est impossible d'y toucher. Ces infiltrations sont fréquentes et précoces ; si elles doivent, comme je l'ai pensé, constituer une contre-indication absolue à l'hystérectomie vaginale, il faut renoncer à opérer par cette voie les cancers du col, car presque tous, quand on les observe, présentent déjà cette induration suspecte, cette résistance d'un ou deux culs-de-sac, qui indique la propagation au ligament large, aux lymphatiques ou au tissu cellulaire. Par l'abdomen, on peut opérer ces infiltrations en enlevant tout le ligament large, depuis sa base jusqu'à l'aponévrose pelvienne ; l'uretère est disséqué, isolé ; est-il envahi, il est réséqué ainsi que je l'ai fait deux fois et abouché dans un autre point de la vessie ; même s'il n'est pas lésé, l'uretère est suivi des yeux ; on peut enlever autour de lui ce qui est suspect, et dans toutes mes opérations je me suis livré en toute sécurité à ce travail délicat de l'exérèse totale du ligament large, » dit M. Legueu (1).

2° Opération exploratrice. — L'hystérectomie abdominale constitue, dans son premier temps, une opération exploratrice. On a vu qu'elle était presque indispensable pour contrôler l'étendue des lésions et indiquer, dans les cas douteux, ceux du début précisément,

(1) Legueu. *Congrès de Paris,* 1899.

si le petit bassin et les ganglions étaient entrepris, permettant ainsi au chirurgien, soit d'extirper largement le néoplasme limité à l'utérus ou encore très peu étendu aux parties voisines, soit de renoncer à l'opération s'il juge les lésions trop étendues, et lui permettant aussi de modifier son procédé suivant les circonstances et de triompher ainsi de difficultés insurmontables par la voie vaginale. Elle lui permet d'explorer les organes du petit bassin et fréquemment de découvrir des lésions concomitantes de l'utérus et des annexes qui eussent compliqué et rendu dangereuse l'intervention par la voie vaginale. Parmi ces lésions qui se surajoutent au néoplasme, les unes sont sous sa dépendance (pyométrie), les autres sont sans rapport avec lui (fibromes, salpingites, kystes de l'ovaire, etc.). Si l'on a affaire à un cancer compliqué de fibrome, de kyste ovarique ou de suppuration pelvienne, l'opération sera rendue très difficile et l'on ne pourra en venir à bout que par la voie abdominale seule.

Les plus importantes de ces infections concomitantes sont les collections liquides intra-utérines parce qu'elles dépendent du néoplasme et renferment un liquide excessivement septique qui, répandu dans l'abdomen, entraînera l'infection péritonéale.

« Une condition signalée par la majorité des auteurs (1), c'est l'âge avancé des malades, ayant toutes dépassé de 10 ans au moins la ménopause. On a donné de ce fait l'interprétation suivante: l'atrophie sénile du col, très fréquente chez les femmes âgées, rend plus facile son occlusion par les bourgeons cancéreux. La variété de cancers du col qui s'accompagne ordinairement de pyométrie est l'épithélioma du canal cervical ; le plus souvent c'est très haut que siège l'atrésie, au niveau de l'orifice interne ; totale dans quelques cas, elle est généralement partielle, mais assez serrée. Il est fréquent que le cancer lui-même, bien qu'ayant atrésié le canal cervical, soit peu développé ; dans un cas même, il fallut le microscope pour affirmer la nature cancéreuse du rétrécissement ; le néoplasme à l'œil nu paraissait inaperçu. La quantité de liquide contenue dans la poche utérine est des plus variables; elle peut aller de quelques grammes au volume d'une tête d'un fœtus. La nature de ce liquide présente également de fortes différences; tantôt c'est du pus franc, fétide, tantôt c'est un liquide brun chocolat (hémato-pyométrie). L'examen bactériologique a montré quelquefois ce pus stérile, mais l'étude complète n'en

(1) LEGUEU et REBREYEND. De la pyométrie, complication du cancer utérin. In *Revue de gyn. et de chir. abd.*, 10 octobre 1899.

a pas été faite. Nous avons trouvé dans notre cas, du côté des ganglions iliaques, des lésions très probablement en rapport avec la pyométrie. En procédant à l'ablation aussi complète que possible de l'appareil lymphatique pelvien, nous avons trouvé plusieurs ganglions augmentés de volume et nettement suppurés. Cette complication n'a été signalée par aucun des auteurs précédents; cela s'explique par ce fait que les opérations par la voie vaginale n'ont jamais permis, jusqu'à ce jour, de vérifier l'état des ganglions voisins. La symptomatologie en est très obscure; et elle est généralement l'objet d'erreur de diagnostic. Si le liquide est peu abondant, l'utérus peu augmenté de volume, la rétention passera purement et simplement inaperçue, on la reconnaîtra au cours de l'opération, trop tard pour y appliquer un traitement efficace. Si la pyométrie est d'un gros volume, l'erreur de diagnostic est presque fatale et elle sera très variable. D'un volume modéré, elle est presque toujours confondue avec un cancer du corps de l'utérus; d'un volume plus considérable, elle en impose pour une tumeur solide, un fibrome. »

Sur 95 hystérectomies vaginales, M. Segond (1) a trouvé 7 fois cette complication : une fois un hydromètre, une autre fois un hématomètre et 5 fois un pyomètre; Lauwers (2) l'a trouvée 2 fois sur 10 observations ; sur 8 cas, la mort survint 3 fois dans les jours qui suivirent l'opération, 2 fois elle fut causée par la péritonite, une fois par de la congestion pulmonaire.

Cette complication fréquente chez les femmes âgées, et que ne peuvent révéler les signes cliniques, du moins dans les cas de pyométrie à liquide peu abondant, commande l'hystérectomie abdominale, car alors elle passera moins souvent inaperçue et l'on pourra éviter par cette voie des accidents graves de septicémie et de repullulation du néoplasme dus à la rupture de cette poche septique. L'hystérectomie abdominale permettra également d'extirper les ganglions suppurés qui accompagnent fréquemment cette complication.

3° Contamination moins a craindre, ablation en bloc et sans morcellement. — La friabilité utérine due au cancer est une des principales causes de difficultés opératoires ; elle s'observe aussi bien dans les cancers du col que dans le cancer du corps. Dans l'épithélioma du col les difficultés surgissent au début de l'hystérectomie vaginale. Que l'on ait curetté ou non au préalable le col ulcéré plus

(1). Segond. Thèse de Bigeard.
(2) Lauwers. Du cancer du corps. *Bull. de la Soc. belge de gyn. et d'obst* février 1898.

ou moins détruit, ou fongueux, mollasse, il s'effrite ; les prises sont difficiles, les pinces déchirent les tissus, dérapent ; la graine cancéreuse est disséminée dans la plaie. Alors la libération du cul-de-sac antérieur et le décollement de la vessie sont difficiles ; il arrive que l'on déchire la vessie ou que l'on blesse les uretères. Si le néoplasme a franchi les limites de l'utérus, toutes sortes de difficultés et d'accidents menacent l'opérateur. S'il s'agit d'un cancer du corps, le volume de la tumeur constitue déjà un obstacle très sérieux ; il est vrai que les partisans de la voie basse ont recours à la voie haute quand il dépasse le volume du poing et que même aujourd'hui la plupart, de parti pris, dans tous les cancers du corps abandonnent la voie vaginale. Mais le principal danger résulte encore de la friabilité de l'utérus qui devient alors gênante vers la fin de l'opération. Les tractions violentes opérées sur le fond mollasse, peuvent le rompre et déterminer l'infection, l'inoculation, ou une hémorrhagie. « Le seul moyen, dit M. Monprofit (1), d'obtenir un bon résultat dans l'ablation de telles tumeurs est de les enlever fermées comme un sac contenant un liquide excessivement septique pouvant inoculer immédiatement une septicémie et pour l'avenir des greffes cancéreuses. »

Par la voie abdominale, au contraire, les tractions sur l'utérus sont moins fortes : on peut les opérer par les ligaments larges si l'on redoute une pyométrie ou la friabilité utérine et il est plus facile de séparer l'utérus des organes environnants et de l'extirper sans le rompre. D'ailleurs s'il arrive par les tractions qu'il se sépare à l'union du col et du corps, il est plus facile alors de remédier à cet accident. Et par cette voie il n'est plus besoin de morcellement, cause de septicémie ou tout au moins d'inoculation cancéreuse.

Tels sont les principaux avantages découlant en partie des difficultés opératoires de l'hystérectomie vaginale, qui plaident en faveur de l'hystérectomie abdominale. Ces avantages étant naturellement d'autant plus appréciables que le cancer est plus avancé, nous n'en reparlerons pas à propos du cancer arrivé au second degré.

D'autres avantages se tirent de la technique générale de l'hystérectomie abdominale et des accidents opératoires de l'hystérectomie vaginale. Nous les mettons au second plan et nous les résumons rapidement, car ils sont moins importants que les premiers.

4° Hémostase plus facile : hémorrhagies au cours de l'opération et post-opératoires moins a craindre. — Dans l'hystérec-

(1) Monprofit. *Congrès de chirurgie*, 1897.

tomie vaginale pour cancer l'hémostase constitue un des temps déli-
cats de l'opération, surtout s'il s'agit de la forme bourgeonnante.
La difficulté augmente avec l'extension du néoplasme. C'est d'abord
le volume du col qui rend parfois impossible le pincement préalable
des utérines ; les tractions même légères peuvent arracher une pince
placée sur l'utérine ou un autre vaisseau important ; elles peuvent
rompre le pédicule vasculaire plus ou moins friable, arracher une
partie du ligament large. Si l'on a affaire à un cancer du corps, le
danger survient alors surtout à la fin de l'ablation. Le sang coule
abondamment pendant toute l'opération ; on ne peut voir ce qui est
pincé et coupé ; il est difficile de savoir si on place ses pinces sur des
tissus sains. Après l'opération les hémorrhagies sont immédiates ou
éloignées et plus l'hémostase a été laborieuse durant l'opération,
plus les hémorrhagies immédiates sont à redouter. L'opérée exige une
surveillance continuelle dès les premières heures, et jusqu'à l'ablation des pinces, pendant les trois premiers jours ; l'enlèvement des
pinces est parfois suivi d'hémorrhagie.

Il faut reconnaître cependant que ces considérations s'appliquent à
des cas relativement avancés, et qu'elles sont l'exception dans les opérations pour cancer au premier degré.

Par la voie abdominale, au contraire, grâce au plan incliné, l'utérus
et les annexes s'offrent directement à la vue ainsi que les deux principaux groupes de vaisseaux bien distincts. Si l'on coupe l'utérine, il
suffit de placer le doigt dessus, puis de poser une pince. Ces vaisseaux
ne sont jamais plus gros qu'une radiale. Il est facile de les pincer et
de les lier successivement en plein tissu sain sans crainte d'hémorrhagie consécutive, et l'opération peut être menée sans crainte de perte
de sang notable, ce qui est important au point de vue des suites opératoires. — Nous étudierons spécialement plus loin les perfectionnements apportés dans l'hémostase.

5° **Blessures des uretères et de la vessie moins fréquentes.**
— Au cours de l'hystérectomie vaginale, la blessure de cet organe et
des uretères n'est pas exceptionnelle, aussi divers opérateurs : Pawlick,
Pryor, Kelly, d'après Imbert (1), placent une sonde à demeure dans
les uretères pour les éviter. Ces blessures ainsi que celles de la vessie, il faut bien le dire également, ne s'observent que dans des cas
déjà avancés, alors que le cul-de-sac antérieur est pris et que des

---

(1) Imbert. *Le cathétérisme des uretères par les voies naturelles.* Thèse de Paris,
1898.

adhérences unissent le vagin à la vessie et qu'on ne peut placer la valve antérieure pour tenir la vessie écartée du champ opératoire.

« Au contraire, dit M. Pantaloni (1), le meilleur moyen d'éviter ces organes, c'est de faire l'hystérectomie abdominale totale. Grâce au plan incliné et à la traction sur la tumeur, au lieu de travailler au fond d'un puits, on amène le col et le vagin sous les yeux et sous la main. En un mot, l'on voit clair. Quand on abaisse l'utérus pour l'hystérectomie vaginale, la matrice descend en forme de coin entre les deux uretères, et ses rapports avec ces organes deviennent plus intimes et plus étendus. Ce n'est plus le col seulement, mais le corps qui vient à leur contact. Mais leur blessure est, au contraire, impossible alors que l'utérus est fortement attiré en haut, dans l'hystérectomie abdominale ; la matrice s'éloigne des uretères d'autant plus que la traction est plus énergique. Dans ces conditions, la blessure de ces organes n'est pas possible, on ne les voit même pas et en réalité on ne les sectionne jamais. »

6° INSTRUMENTATION PLUS SIMPLE. — Il n'est pas besoin, pour pratiquer l'hystérectomie abdominale, d'instruments spéciaux, tels que valves, clamps, etc., ceux employés pour l'ablation des tumeurs suffisent.

On peut conclure que: même s'il arrive d'intervenir pour un cancer au début avant l'extension du néoplasme aux ganglions, ce qu'on ne peut savoir cliniquement, l'hystérectomie abdominale est quand même la voie à suivre car, comme le disait M. Legueu au dernier Congrès de Paris, « en abordant la tumeur par la voie abdominale nous faisons tout ce que nous pourrions faire par la voie vaginale, mais nous le faisons mieux, plus largement et nous sommes à même de rectifier par une exérèse plus étendue qu'on ne le supposait un diagnostic inexact ». Et il faut en somme, comme MM. Picqué et Mauclaire (2), considérer l'hystérectomie abdominale non pas comme radicale mais comme plus satisfaisante que l'hystérectomie vaginale au point de vue de l'exérèse du néoplasme.

(1) PANTALONI. De l'hyst. abd. totale. *Archives provinciales de Chirurgie*, 1896.
(2) PICQUÉ et MAUCLAIRE. *Congrès de Paris*, 1899.

CHAPITRE IV

Hystérectomie abdominale dans le cancer utérin au 2ᵉ et 3ᵉ degrés.

Nous n'avons envisagé jusqu'ici que des cancers parfaitement limités à l'utérus, largement extirpables et pour lesquels la cure radicale pouvait être espérée par l'hystérectomie abdominale plus satisfaisante que l'hystérectomie vaginale, toujours aléatoire dans ses résultats. Nous avons essayé de démontrer les avantages de la voie abdominale sur la voie vaginale et nous avons déjà fait remarquer que la plupart de ces avantages étaient surtout inhérents aux cas plus avancés, aux cas-limites, intermédiaires à la 1ʳᵉ et à la 2ᵉ période pour ne pas nous exposer à des répétitions inutiles.

Il nous reste à étudier au point de vue du traitement les cancers utérins arrivés au second degré, ceux précisément qui s'offrent le plus fréquemment dans la pratique. Tout ce qui a été précédemment exposé sur les cancers au 1ᵉʳ degré, nous fait déjà prévoir le peu que nous avons à espérer de l'opération radicale pour ces cancers plus avancés; et nous passerions rapidement sur leur traitement pour arriver aux considérations opératoires, si nous n'étions arrêté par la publication de quelques succès obtenus par l'hystérectomie abdominale dans ces cas avancés, dont nous devons tenir compte et qui rendent l'intervention discutable.

Nous continuerons à adopter la classification de M. Ricard, toute artificielle, mais nécessaire il est vrai, pour délimiter la discussion, et nous définirons avec lui les *cancers du second degré, ceux arrivés à une période plus avancée, alors que la lésion a envahi les culs-de-sac en un ou plusieurs points; alors que l'utérus a perdu mais incomplètement sa mobilité et que la base d'un des ligaments larges paraît envahie. La lésion, bien qu'ayant dépassé le col, paraît encore limitée et accessible.*

Mais pratiquement entre le 1ᵉʳ et le 2ᵉ degré se présentent naturellement une foule de cas intermédiaires aussi bien qu'entre le second degré et le troisième, lorsque les organes environnants : rectum, vessie, uretères, ligaments larges, ganglions sont pris, et l'utérus absolument fixé dans la masse néoplasique.

Pour simplifier la discussion des indications opératoires, il nous semble pratique de faire rentrer dans le 1er degré la partie des cancers du 2e degré les moins avancés, de même que la partie la plus avancée des cancers du 2e degré dans ceux du 3e, nettement inopérables.

Et l'hystérectomie abdominale par son 1er temps d'opération exploratrice dans les cas-limites aux confins du 1er degré et au seuil du 2e, en confirmant et complétant le diagnostic du chirurgien le renseignera sur le parti à prendre, soit interrompre l'opération commencée et terminer par un simple curettage palliatif, soit pratiquer l'extirpation complète des lésoins s'il croit pouvoir tout enlever et cela sans danger immédiat.

Dans les cancers du 2e degré, l'hystérectomie abdominale maintient nettement sa supériorité sur l'hystérectomie vaginale. D'ailleurs nous avons vu les partisans de la voie basse renoncer à l'opération même pour les cas-limites du 1er degré et avoir recours à la voie haute. Dès que les ligaments larges sont légèrement épaissis, le vagin à peine capitonné, la mobilité utérine un peu diminuée bien que ces derniers symptômes puissent être parfois de nature inflammatoire, les hystérectomistes vaginaux s'abstiennent ou adoptent la voie abdominale. Tant que le cancer est limité, l'opération est parfois d'une facilité surprenante, mais dès que les lésions viennent à gagner le paramètre, les ligaments larges, le vagin, de suite surgissent des complications opératoires : c'est alors que se produisent les accidents opératoires et post-opératoires, les morts, tout au moins une récidive rapide sur place. Sur 32 opérées répondant à cette catégorie, 24 hystérectomies vaginales furent nettement incomplètes, le bistouri n'ayant pas dépassé les limites du cancer. En effet, par le vagin on ne peut attaquer que l'utérus et si l'on ne peut tout enlever, et cela très largement en dehors de la zone de transformation en puissance de cancer et de périlymphite, sans parler des ganglions, la continuation sur place est fatale et rapide. « Dans les cas moyens qui sont les cas-limites, dit M. Ricard, ici pas de doute, la voie haute triomphe encore de sa rivale et permettra d'attaquer des cancers inopérables par la voie basse. En effet, par l'abdomen ouvert le chirurgien voit l'étendue et la situation des lésions ; il reconnait les ganglions infiltrés ; son action est limitée, précise et n'a rien d'aveugle. L'opération est facilitée par la prise solide qu'offre aux instruments le corps de l'utérus. Grâce à cette prise solide, solidement fixé sur le canal utéro-vaginal, le chirurgien peut facilement décoller la vessie, disséquer le vagin et faire une extirpation large et à distance, dépassant parfois la moitié et même les deux tiers de la hauteur du vagin. Par l'abdomen ouvert, il voit l'uretère normal ou enserré dans une infiltration qu'il ne soupçonnait pas, envahi et dilaté. L'opération permet de rectifier un diagnostic insuffisant et de ne pas entreprendre une opération que des lésions trop avancées mais insoupçonnées cliniquement font reconnaître comme inutilement meurtrière. L'hystérectomie abdominale, en un mot, recule les limites de l'opération pour cancer. »

En effet, des succès sont venus couronner cette intervention dans les cas avancés, inopérables par la voie basse ; on put obtenir sinon des guérisons radicales, du moins des guérisons apparentes ; on put reculer la récidive. M. Faure (1), sur 5 hystérectomies abdominales pratiquées pour cancers avancés, relate l'observation d'une femme opérée depuis quatre mois sans trace de rédidive, pour cancer inopérable par la voie vaginale et le cas d'une femme opérée depuis onze mois et en parfait état de santé, alors que son cancer était avancé, qu'il dut réséquer le vagin, disséquer les deux uretères sur une hauteur de 10 centim. mettre à nu les vaisseaux hypogastriques des deux côtés et enlever les ganglions pelviens.

M. Ricard (2) : « J'ai pratiqué 9 hystérectomies abdominales, ces 9 cas étaient choisis parmi les plus mauvais alors que le vagin et les ligaments larges étaient déjà envahis. C'étaient tous des cas inopérables par la voie vaginale. J'ai eu ainsi de véritables résurrections. Il serait prématuré pour moi de parler de l'efficacité thérapeutique car mes cas les plus avancés remontent à peine à 18 mois, mais 2 depuis 15 et 13 mois sont en état de santé parfaite. On devra conclure que l'hystérectomie abdominale a une valeur thérapeutique indiscutable puisqu'elle m'a donné 2 survies déjà longues et avec un retour complet à la santé dans des cas que nul chirurgien n'eût osé aborder par la voie vaginale. » Nous regrettons de ne pouvoir produire des suites plus éloignées de ces opérées, mais ces résultats sont déjà concluants.

M. Richelot (3) : « On se rappelle ma femme de 32 ans, qui n'avait plus qu'un bourrelet cancéreux au fond du vagin, avec une zone d'envahissement sur le bas-fond de la vessie, et qui se porte bien depuis

(1) FAURE. *Congrès d'Amsterdam*, 1899.
(2) RICARD *Soc. de Chir.*, 19 juillet 1899.
(3) RICHELOT. *Congrès de Paris*, octobre 1899.

neuf ans. Voilà un cancer qui avait eu le temps de franchir l'utérus et de se répandre au dehors; mais sa marche était lente, et sa prolifération peu active, sans doute il avait mis longtemps à détruire le col sans révéler sa présence, et j'ai maintenant des raisons pour croire que, malgré l'étendue et la profondeur de l'ulcère, il n'avait pas envoyé de cellules dans les ganglions. C'est un exemple, de forme rare et paradoxale, des cas heureux qui nous laissent le temps d'agir. » Il s'agissait donc dans ce cas de cancer à marche lente et par hasard d'un pronostic bénin; et c'est peut-être justement dans la forme bénigne de certains cancers que gît le secret de ces succès remarquables qui vont à l'encontre de toute théorie et de toute expérience.

Les cas de ce genre publiés sont très rares, on ne manque pas de relater cependant des cas heureux et ils ne semblent pas nombreux. Néanmoins on doit en tenir compte dans l'appréciation de l'intervention à ce degré.

Mais devant les très mauvaises statistiques de mortalité immédiate et éloignée, souvent publiées, et devant les difficultés opératoires que nous allons résumer, on se demande si ces quelques succès doivent bien peser sur la détermination du chirurgien en pareil cas; on doit se demander aussi si les risques encourus de mort post-opératoire valent la courte durée de guérison sans récidive et valent d'attendre le hasard d'un de ces cas heureux, bénins, susceptibles de guérison radicale.

En effet, à propos de l'opération du cancer arrivé à ce degré d'extension, M. le professeur Terrier (1) ne dit-il pas que « les suites n'en sont guère plus brillantes qu'après l'hystérectomie vaginale, les résultats ultérieurs déplorables et que l'espoir de retarder les récidives ne semble pas justifié par les résultats obtenus jusqu'à ce jour ».

C'est qu'en effet la seule contradiction formelle à l'opération radicale est: *l'extension du cancer*.

Au début de cette nouvelle méthode opératoire, l'hystérectomie abdominale fut indistinctement appliquée à tous les cancers de l'utérus, mais les revers vinrent refroidir cet enthousiasme et l'on comprit que les succès dépendaient de la précision dans les indications. C'est ainsi que les Américains choisissaient la voie haute quand la voie basse n'était plus praticable, et poussant cette formule à ses dernières limites, opéraient même des cancers arrivés au dernier degré. Mickulicz, même, ne se laissait pas arrêter par l'envahissement de la vessie ou du

---

(1) TERRIER. *Congrès de chirurgie de Paris*, octobre 1899.

rectum, « ces deux organes n'étant pas indispensables pour l'existence. »

Tandis qu'on employait la méthode à tort et à travers : de 1878 à 1895 la mortalité immédiate était de 57,7 p. 100 ; de 1895 à 1899, elle descendait à 30 p. 100, pour atteindre, en 1899, 10 à 15 p. 100 de mortalité, alors que les opérateurs bornaient leurs interventions aux cas limités. Jacobs par exemple, dans sa première série d'opérations, avait 7 récidives rapides sur 8 cas de cancers, cependant peu avancés, n'ayant débuté que depuis un an au plus, mais pourtant pas encore suffisamment limités.

Cette mortalité immédiate désastreuse et ces récidives rapides s'expliquent par les difficultés et les accidents opératoires qui s'attachent à de telles interventions et par l'impossibilité de tout extirper. En effet, quand on avait affaire à des utérus adhérents à la vessie ou au rectum, à des ligaments larges infiltrés de noyaux cancéreux, à des ganglions indurés volumineux plaqués contre les parois pelviennes, des dissections longues et dangereuses étaient nécessaires ; des blessures de ces organes se produisaient ; des fistules, des ensemencements néoplasiques et des infections péritonéales ; c'était la mort environ une fois sur deux, tout au moins la récidive rapidement assurée. Il est d'ailleurs superflu d'insister sur ces difficultés de toute nature.

La pratique de l'évidement du bassin, nécessaire et relativement facile au début, devient tardivement illusoire comme l'affirment ses partisans les plus convaincus. « Ce nettoyage du bassin, dit M. Jacobs, sera évidemment d'autant plus ardu que les lésions seront plus étendues. Il y a donc tout avantage à intervenir au début de la carcinose. » L'évidement du bassin est, en effet, plus difficile que l'évidement de l'aisselle dans le cas de cancer du sein, et que l'évidement de la région sus-hyoïdienne dans le cas de cancer de la langue. Si on enlève quelques ganglions, il en reste toujours très suffisamment pour que le mal repullule rapidement.

Il est donc illusoire et dangereux d'intervenir à cette période. A propos de l'existence de gros ganglions et surtout de l'induration de la base des ligaments larges, il est bon de signaler une manœuvre pour déceler cette dernière complication qui constitue une contre-indication : la palpation sous le chloroforme permettra de reconnaître l'existence et l'étendue des ganglions néoplasiés ainsi que l'existence de cette induration, mais selon la méthode de MM. Fochier et Condamin (1) il vaut mieux recourir au toucher rectal prolongé qui rensei-

(1) FOCHIER et CONDAMIN. *Lyon médical*, juillet 1892.

gnera mieux sur l'entreprise des uretères, des ganglions et de la base des ligaments larges.

L'occasion est venue d'exposer rapidement une théorie admise par les chirurgiens lyonnais cités plus haut, et qui plaide également en faveur de l'abstention dans les cancers arrivés à cette période ; nous voulons parler de la *théorie de l'intégrité du dôme pelvien* (1).

« Les suites sont simples, les survies longues, et la statistique des ablations totales bien meilleure que celle des hystérectomies partielles, lorsque l'hystérectomie vaginale n'est mise à exécution que quand on espère dépasser les limites du mal. Il n'en est plus de même quand vous vous attaquez à des cancers que vous ne pouvez extirper en totalité.

La récidive n'apparaît pas, la maladie continue, mais elle continue d'une façon particulière. Votre intervention l'active dans son évolution, parce qu'elle détruit une barrière protectrice qui empêchait l'invasion néoplasique : le péritoine. » Aussi l'on voit l'intestin se prendre rapidement comme en témoignent les autopsies de MM. Jacobs et Rouffart. Par ces hystérectomies vaginales ou abdominales on a laissé des surfaces cruentées, saines parfois, mais autour d'elles le tissu cellulaire est pris ; aussi après cette intervention très incomplète, la vitalité cellulaire étant activée par la cicatrisation l'est malheureusement aussi pour le néoplasme qui ne demande qu'à accroître ses prolongements, l'intestin a balayé ces surfaces cruentées et a érodé sur elles son endothélium et finit parfois par leur adhérer. Dès lors des adhérences se produisent et par elles un envahissement étendu et rapide de l'intestin. On comprend pourquoi ces malades meurent vite de récidive et cela d'autant plus rapidement que les avivements ont été plus larges. Si dans ces cas, au contraire, on s'en tient à des hystérectomies partielles ou au traitement palliatif, le néoplasme évolue du côté du ligament large qu'il gonfle petit à petit, mais il reste cantonné dans le tissu cellulaire. Et ce mode d'extension est plus lent, moins grave, le pronostic est moins rapidement fatal. Rarement le cancer franchit le péritoine : d'après Gusserow la propagation à la séreuse ne s'est produite que 18 fois sur 264 cas, d'après Roger Willams 4 à 5 p. 100 dans les autopsies. Conclusion : Il ne faut donc jamais crever ce plafond protecteur ; dans les cancers avancés le dôme pelvien constitue une barrière infranchissable.

(1) BIGEARD. *Des hystérectomies vaginales et abdominales dans le cancer utérin* Thèse Paris, 1899.

Auclair (1) objecte à cette théorie la marche rapide du cancer chez les jeunes femmes non opérées et la propagation lymphatique du néoplasme ; et il croit que c'est là une simple vue de l'esprit. Néanmoins cette théorie était intéressante à signaler et confirme dans une certaine mesure la discussion.

(1) AUCLAIR. Thèse de Paris, 1899.

CHAPITRE V

Contre-indications de l'hystérectomie abdominale dans le cancer utérin.

Pour les partisans de la voie vaginale, la voie abdominale n'est qu'un pis aller ; ils ne l'acceptent que dans des cas spéciaux et avec beaucoup de restrictions. « Le désir d'agrandir notre champ d'actions, dit M. Richelot, avec beaucoup de réserve et de prudence, n'est pas illégitime. Je suppose un cas d'envahissement certain, mais paraissant encore très discret; par la voie basse il est trop tard, le chirurgien peut-il se résigner à considérer comme perdue une femme encore pleine de santé ? Il accepte la voie sus-pubienne comme une ressource qui lui permet d'aller un peu plus loin, de réséquer un lambeau de paroi vaginale, d'extirper un noyau de propagation. Voilà des femmes dont le cancer est envahissant, la paroi vaginale infiltrée, étroite et rigide, le museau de tanche disparu, sans prise possible. Rien à faire par la voie basse, mais la méthode sus-pubienne devenue savante, me donne une arme de plus et je puis faire une opération complète. Il y a là un fait nouveau, un progrès à saisir, une indication étroite mais positive. On trouve des vagins peu maniables et des cols très élevés, très effacés, des cancers du corps de l'utérus qui cheminent du haut en bas à travers le museau du tanche, le rendent friable, exigent qu'on empiète sur la voie vaginale. C'est à nous de connaître les faits cliniques, de nous rappeler les malades devant lesquelles nous avons dû jadis avouer notre impuissance, et d'être assez clairvoyants pour dépister les cas où nous pouvons sans témérité faire un pas en avant ». Certains chirurgiens partisans de la voie abdominale sont cependant éclectiques. M. Faure entre autres: « Pour le cancer, je crois que c'est à la voie abdominale qu'il faut avoir recours. Sans doute, lorsque le cancer est tout à fait au début, lorsqu'on a le bonheur de le découvrir au moment où il commence à apparaître, l'hystérectomie vaginale est alors tellement simple et tellement bénigne que c'est à elle qu'il faut avoir recours. Mais dès

que le col est envahi, dès qu'un cul-de-sac vaginal est suspect, c'est
par l'abdomen qu'il faut passer. C'est donc la voie abdominale qu'il
faut choisir, bien qu'elle soit un peu plus grave, et nous connaissons
tous d'assez beaux succès, obtenus dans des cas inopérables par la voie
vaginale pour être convaincus de sa supériorité. » Quand le cancer a
franchi la période de début, les hystérectomistes vaginaux renoncent
à la voie basse par la mortalité plus grande, la récidive plus fréquente ;
ils ne se bornent qu'à une intervention palliative ; ils n'interviennent
que lorsque le cancer est bien limité, à l'une ou aux deux lèvres du
col, sans destruction avancée de cet organe, quand la voûte vaginale
a gardé sa profondeur et sa souplesse, quand le vagin, les culs-de-sac,
les ligaments larges sont indemnes, la mobilité de l'utérus parfaite.
L'hystérectomie abdominale recule au contraire les limites de l'opération pour cancer. Dans les cas discutables, quand les ligaments
larges sont légèrement épaissis, quand le vagin est à peine capitonné,
quand la mobilité utérine est un peu diminuée, bien que cet épaissis-
sement et cette immobilité relative puissent être de nature inflammatoire, ils renoncent à la voie basse pour pratiquer l'hystérectomie
abdominale ou une opération simplement palliative, parce que ce sont
ces cas limités qui donnent les plus mauvais résultats : accidents,
fistules ou récidives. Dans le cancer du col, toutes les fois que, par sa
friabilité ou son degré de destruction, il ne présente pas aux pinces
une prise suffisante ; dans le cancer du corps, quand la mollesse est
prononcée ou quand l'utérus prend le volume du poing, ils considè-
rent alors la voie abdominale comme supérieure, ou dans certaines
conditions anatomiques ou pathologiques, telles l'étroitesse du vagin
ou une hauteur inaccoutumée du col non abaissable.

On a vu au contraire que l'hystérectomie abdominale qui a son
maximum d'indication dans les cas tout à fait au début et limités,
offre l'avantage de reculer un peu les limites de l'opération. On sait
que, si au lieu de l'appliquer à des cas inopérables par le vagin et
surtout à des cas très avancés, du second ou du troisième degré, on
l'applique à des cas au premier degré, les statistiques de mortalité
immédiate, comme nous le verrons, ne sont pas plus mauvaises que
celles de l'hystérectomie vaginale. Dès lors, le dernier et principal
argument des partisans de la voie vaginale tombe, et ces résultats
étrangement paradoxaux, d'une opération plus logique, donnant plus
de mortalité et de plus mauvais résultats éloignés, s'expliquent, et la
voie haute paraît être dans tous les cas la voie de choix.

Comme contre-indications à la voie abdominale, *en dehors de l'extension du cancer* (envahissement des culs-de-sac ou du vagin, ou

des ligaments larges, ou de la vessie, ou du rectum ou du péritoine, ou métastases lointaines), *et en dehors des contre-indications qui relèvent de l'état général* (lésions avancées du cœur, du foie, diabète, néphrite avancée, étant l'indice de la compression des uretères, cachexie, etc.), très rares, d'ailleurs, si le cancer est au début, il ne reste que quelques contre-indications.

D'abord, *l'embonpoint des malades*, qui est la contre-indication la plus formelle. « En effet, l'épaisseur des parois, qui atteint parfois 10 à 15 centim., empêche d'arriver facilement dans le pelvis, dit M. Rouffart, et le but de l'opération n'est pas atteint. Une autre raison fait encore rejeter dans ces cas une intervention quelque peu longue et délicate. C'est l'état du cœur qui, chargé de graisse, faiblit après l'opération et cause la mort de la malade après qu'on a espéré une guérison pendant cinq ou six jours. »

Dans ce cas seul : l'hystérectomie vaginale, si le cancer est tout à fait au début, paraît devoir être tentée comme pis-aller, car on peut arriver avant l'extension ganglionnaire.

« C'est ensuite l'*abondance de ganglions indurés volumineux* plaqués contre les parois pelviennes et le long des vaisseaux iliaques et des uretères, reconnus soit par le toucher rectal, soit par la laparotomie ; il vaut mieux alors refermer l'abdomen et se contenter de faire par la voie vaginale un curettage utérin s'il y a lieu, car outre le danger qui résulte de leur extirpation on pourra bien enlever quelques ganglions, mais il en restera toujours suffisamment pour assurer la récidive.

« Enfin, une dernière contre-indication plus discutable consiste dans l'existence d'*une salpingite suppurée ou d'une collection péri-utérine suppurée* d'origine lymphatique ou autre ; enfin l'existence d'un *fibrome*, car l'opération deviendra alors très complexe et pourra facilement être suivie de septicémie péritonéale (1). »

Une autre condition devra rendre prudent le chirurgien et le décider à l'abstention dès que le cancer ne paraîtra pas être tout à fait à son début, c'est l'*âge de la patiente*. Nous avons vu, en effet, que chez les femmes jeunes toute tentative d'opération radicale accélérait la marche du néoplasme, en règle générale. Chez les femmes enceintes ou allaitant, l'opération radicale cédera également le pas le plus souvent aux opérations palliatives.

En somme, à part l'extension des lésions, les contre-indications de l'hystérectomie abdominale sont rares et la voie vaginale n'est qu'une voie d'exception.

(1) PICQUÉ et MAUCLAIRE. *Loc. cit.*

CHAPITRE VI

Considérations opératoires.

Il nous paraît inutile de refaire l'exposé, fait si souvent et si complètement, des nombreuses techniques opératoires d'hystérectomie abdominale mises en œuvre dans le traitement du cancer utérin, et nous n'essaierons pas non plus d'en faire une classification qui serait trop artificielle. Nous voulons seulement pour compléter le cadre de ce travail énumérer les perfectionnements les plus récents apportés à cette opération et dirigés à la fois contre les accidents opératoires, la septicémie et contre les récidives possibles par ensemencement des cellules néoplasiques.

L'hystérectomie abdominale pour cancer utérin est une opération essentiellement *atypique*. Le procédé à employer est avant tout un procédé de circonstances, très variable suivant les cas, subordonné au siège, à l'étendue, à la forme des lésions, à l'existence d'affections concomitantes de l'utérus ou de ses annexes, et les procédés employés ne sont que des variantes des grands procédés classiques d'hystérectomie abdominale (procédé américain, procédé de Doyen, etc.). Le chirurgien se borne tantôt à faire des manœuvres purement abdominales, tantôt à s'aider de manœuvres mixtes vagino-abdominales ou, au contraire, abdomino-vaginales.

Faisons d'abord table rase des procédés d'hystérectomie abdominale totale tentée comme intervention palliative, dans les cas de cancers avancés ou récidivés (procédé de Pryor, procédé de Chalot avec ligature préventive des artères iliaques internes et transplantation systématique des deux uretères). Nous ne retiendrons que les perfectionnements apportés dans les interventions pour cancer utérin au début, ou encore suffisamment limités.

L'hémostase est généralement facile au cours d'une hystérectomie abdominale totale, les vaisseaux étant sous les yeux de l'opérateur qui pince et lie facilement tout ce qui saigne. Le groupe interne et inférieur seul des vaisseaux de la matrice comprenant l'utérine exige des précautions spéciales. Rouffart, pour aller vite, assure l'hémostase de la partie inférieure des ligaments larges au moyen de pinces hémostatiques laissées à demeure dans le vagin.

Dans ces derniers temps, on a appliqué l'angiotripsie à l'hémostase des vaisseaux utérins ; mais l'instrument est encombrant et ne remplit son but qu'à condition de l'appliquer à chaque vaisseau isolément.

La ligature systématique des hypogastriques est d'un emploi plus général et constitue un réel progrès. Cette opération très simple ne demande que quelques minutes et offre l'avantage d'économiser le sang et surtout de rendre plus facile la dissection de la région et la distinction entre les tissus sains et malades (Faure). On avait cru tout d'abord réaliser ainsi l'hémostase des utérines si difficiles à lier, gagner du temps, et prévenir les hémorrhagies post-opératoires d'ailleurs très rares, mais on a reconnu que la ligature des artères hypogastriques ne dispensait pas de lier consécutivement les utérines qui saignent quand même. On pensait aussi du même coup amener l'atrophie de la tumeur, mais cette ligature ne retarde ni n'atténue la récidive si elle vient à se produire (Legueu). Aussi ne pratique-t-on généralement qu'une ligature temporaire pour avoir une meilleure réparation des tissus. Il est bon d'ajouter que la ligature des utérines d'ordinaire facile, lorsque ces vaisseaux ne sont pas dégénérés, présente parfois des difficultés si le cancer est tant soit peu étendu (Picqué et Mauclaire).

La traction sur l'utérus (A. Reverdin) amène le col et le vagin sous l'œil et la main de l'opérateur avec la simplification de M. Delagénière (désenclaveur). L'utérus s'éloigne de la vessie et des uretères, d'autant plus que la traction est plus énergique, et le meilleur moyen d'éviter la blessure de ces organes et les accidents consécutifs de septicémie ou fistules c'est de faire l'hystérectomie abdominale totale (Pantaloni).

Mais le tire-bouchon ou désenclaveur, si commode pour l'extraction des fibromes, doit être rejeté surtout dans le cas de dégénérescence néoplasique du corps utérin, devenu ainsi mou et friable et dans le cas de cancer intra-cervical avec pyométrie possible, car il ouvre souvent une issue aux produits septiques de la matrice. De fortes pinces à griffes doivent être substituées au tire-bouchon, mais comme les tractions sont moins fortes que pour l'hystérectomie vaginale, un fil peut suffire pour exercer ces tractions.

S'il s'agit d'un cancer étendu aux ligaments larges, pour se mettre à l'abri de la blessure des uretères lors de leur dissection et gagner du temps, le cathétérisme préalable des uretères, la vessie ayant été cocaïnisée, sera très utile (technique de Clark). Mais ce sont là des cancers auxquels on touche le moins possible.

Le shock qui figurait fréquemment comme cause de mort opératoire aux débuts de la chirurgie abdominale, devient plus rare à mesure que l'on devient plus sévère sur le choix des malades opérables et que l'on élimine les femmes trop âgées ou atteintes de cardiopathie, néphrite, etc.

Le shock, en effet, peut être dû à la longueur de l'opération ; or les perfectionnements apportés dans les méthodes opératoires visent surtout à la rapidité ; le manuel opératoire le meilleur est celui qui fait gagner du temps. Il peut être dû à l'intoxication par l'anesthésique employé, cause appréciable seulement si l'opération se prolonge. Il est dû souvent aux hémorrhagies, rares comme nous l'avons vu par la ligature préventive des hypogastriques et par le contrôle à la fin de l'opération de la ligature spéciale portée sur l'artère vaginale. Nous sommes d'ailleurs mieux armés aujourd'hui contre cette complication par des *injections de sérum artificiel*, sous-cutanées ou intra-veineuses, pratiquées la veille, avant et pendant l'opération, ainsi que les jours suivants ; la malade est ainsi mise dans les meilleures conditions pour résister à la dépression opératoire. Enfin, souvent ce shock n'est que de la péritonite suraiguë.

Nous arrivons ainsi à la *septicémie* qui, dans les trois quarts des cas au moins, détermine la mort opératoire, car si l'on opère un cancer près du début les causes de mort énumérées précédemment restent exceptionnelles.

Le milieu à opérer est septique ; aussi doit-on prendre des précautions spéciales, d'abord en vue de la laparotomie, puis surtout pendant et après l'opération.

Quelques jours avant l'opération, il est indiqué de curetter le col ou d'enlever au thermocautère les végétations exubérantes du col utérin, et même de suturer le museau de tanche ou de le fermer avec un lambeau vaginal autoplastique, suivant la technique de Riess.

Si l'on a affaire à une femme ayant dépassé la ménopause, une bonne précaution est de pratiquer d'une façon prudente le cathétérisme de l'utérus. Si le col est atrésié, il ne faut pas hésiter à lui rendre sa perméabilité et à drainer l'utérus au moyen d'une mèche de gaze iodoformée ; s'il est perméable il faut faire des injections intra-utérines suivies de drainage.

Pendant l'opération les précautions sont plus importantes encore.

Malgré le curettage du col et les soins préliminaires, la désinfection du vagin et du col utérin reste toujours suspecte et le col cancéreux offre le double danger, pendant les manœuvres d'extraction, d'infecter le péritoine et d'ensemencer les germes néoplasiques. Aussi, à l'inverse de ce qui se fait pour les fibromes et les suppurations pelviennes, ne doit-on chercher à ouvrir le vagin que le plus tard possible et doit-on toujours s'efforcer d'enlever l'utérus en bloc, sans l'ouvrir ni le déchirer, ce qui est souvent impossible à cause de sa friabilité. Cette friabilité de l'utérus peut rendre l'ablation très compliquée. Le corps, en effet, peut se déchirer ou même se détacher sous des tractions modérées dans la main de l'opérateur, le col restant en place. L'opération sera alors terminée soit par la voie abdominale s'il s'agit d'un gros utérus, selon la technique de Jacobs ; soit par la voie vaginale selon la technique de Werder, si le vagin se trouve envahi à l'exclusion de la vessie et du rectum. Cette dernière méthode permet, en effet, le ventre étant refermé et l'utérus tiré à la vulve, de sectionner assez loin du mal au thermocautère le vagin retourné. S'il s'agit par hasard d'un cancer du col seul, la méthode abdomino-vaginale de Penrose, si en faveur en Allemagne, sera indiquée : l'utérus ayant été séparé de la vessie et de ses ligaments par l'abdomen, le col infecté et dégénéré sera alors extirpé par le vagin.

Cependant le Dr Faure, pour le cancer du col seulement, préconise le procédé très ingénieux qu'il emploie dans les suppurations péri-utérines : la section médiane de l'utérus, qui aurait les avantages d'être plus rapide, de conduire sûrement dans le vagin et de mettre à l'abri de la blessure des uretères. Ce procédé a été souvent critiqué, la rétention de pus dans la cavité de l'utérus cancéreux étant fréquente.

Pour les cancers du corps, beaucoup de chirurgiens se servent du procédé de bascule latérale, dit procédé américain et d'un emploi commode, mais tout dépend cependant de la topographie des lésions. Ce procédé s'applique d'ailleurs aux cancers du col.

Les procédés de Riess et de Peiser visent spécialement l'extirpation complète et méthodique des ganglions et la dissection du tissu cellulaire pelvien. Mais si les ganglions sont largement pris, l'évidement devient illusoire et ils peuvent constituer une contre-indication à l'opération radicale.

Dans les cas de cancers utérins étendus, par suite friables et faciles à déchirer, les manœuvres de Monprofit offrent un double avantage. Plaçant dans le vagin quatre pinces-érignes de la courbure de l'excavation, et les fixant sur la muqueuse vaginale en avant, en arrière, à droite et à gauche du col, à la limite du néoplasme, ces pinces en faisant saillir la paroi vaginale servent d'abord de point de repère pour sectionner le vagin au bistouri au point précis, de plus elles évitent de faire des tractions excessives sur l'utérus.

Dans les cas de cancers avancés du col, l'incision préalable du vagin autour du col facilite l'opération en évitant d'entrer dans la vessie ou dans le rectum au moment où par l'abdomen on cherche à isoler le col néoplasié (Freund, Bardenheuer, Reynier).

La valve abdomino-vaginale de Monprofit appliquée sur l'extrémité pubienne de l'incision est d'un grand secours en écartant largement les lèvres de la plaie, en évitant un aide encombrant, en éclairant bien le champ opératoire et en permettant de pratiquer à l'aise toutes les manœuvres.

Au commencement de l'opération, quel que soit le procédé qui sera employé, surtout si l'on a affaire à une femme âgée et que l'on redoute une pyométrie, pour éviter la septicémie, cause habituelle de la mort post-opératoire, et pour éviter aussi du même coup les greffes néoplasiques, causes si fréquentes de récidive rapide, une précaution importante est de bourrer la cavité abdominale de compresses stérilisées numérotées afin d'éviter toute contamination par les liquides et fragments de tumeur qui pourraient venir de l'utérus ou du vagin.

A la fin de l'opération, à moins de conditions de réussite exceptionnelle, *le drainage vaginal* est aujourd'hui de règle. *Le drainage abdomino-vaginal* a même de nombreux partisans lorsque l'infection péritonéale est à craindre (Picqué et Mauclaire). Cependant quelques chirurgiens, Jacobs notamment, n'hésitent pas à fermer le vagin par un surjet et à suturer par-dessus le péritoine pelvien au catgut.

La technique de drainage de M. le Dʳ Reynier est très ingénieuse : après avoir lié les petits vaisseaux il place une pince sur chaque utérine qu'il laisse à demeure; entre les deux pinces il place un drain abdomino-vaginal et au moyen de quatre larges compresses de gaze stérilisée il isole d'abord les deux pinces de la masse intestinale en arrière, puis de la vessie en avant; enfin, avec les deux dernières compresses il isole chaque pince du drain, de telle sorte que pinces et drain se trouvent compris dans un véritable tunnel de gaze stérilisée qui assure parfaitement le drainage.

CHAPITRE VII

**Résultats de l'hystérectomie vaginale appliquée au traitement
du cancer de l'utérus.**

I. — Résultats immédiats.

Nous avons au cours de ce travail essayé d'établir le bien fondé de
la préférence qu'accordent la plupart des chirurgiens à l'hystérectomie abdominale pour le traitement du cancer utérin, en nous basant
sur l'anatomie pathologique et l'évolution clinique de cette affection,
et en passant en revue les avantages de cette opération. Il est certain
théoriquement, en effet, que plus on enlève largement les tissus néoplasiés, plus la récidive doit être tardive et la cure radicale possible.
Nous avons vu également que les partisans de la voie vaginale accor-
daient à la voie abdominale ce privilège d'étendre le nombre des cas
opérables.

Mais les survies observées et les guérisons radicales obtenues jus-
tifient-elles cependant la gravité de cette intervention? Si cette ablation large est bien plus dangereuse, sommes-nous en droit de l'impo-
ser aux malades?

En utilisant les faits, les partisans de la voie basse ont voulu prouver que l'hystérectomie abdominale était une opération très grave,
dont la mortalité opératoire était trois ou quatre fois plus grande que
celle de la voie basse. Et c'est là le principal argument qu'ils opposent à la voie abdominale plus logique. Ils prétendent également que
les résultats éloignés de cette dernière opération ne sont pas meilleurs
que ceux de leur opération favorite et qu'ils ne valent point la gravité
de l'intervention.

Par la mise en parallèle des statistiques (1), dont quelques-unes

(1) Toutes nos statistiques ont été puisées dans : LONGUET. *Progrès médical*, juin
1899. — PICQUÉ et MAUCLAIRE, considérations sur le traitement du cancer utérin
par l'hystérectomie abdominale mai 1899. — Th. d'AUCLAIR, Paris, 1899. — Thèse
de BIGEARD, Paris, 1899. — Résultats d'une enquête faite avec le Dr SOREL.

sont inédites, nous allons examiner la mortalité immédiate qui s'attache à chaque opération et les résultats éloignés de chacune des deux interventions. Nous éliminerons les statistiques anciennement publiées qui n'ont plus qu'un intérêt historique, la technique s'étant perfectionnée et les opérateurs ayant acquis une plus grande expérience.

	NOMBRE D'OPÉRATIONS	MORTS	MORTALITÉ
MM. TERRIER	34 cas	7	
DOYEN	23 —	2	
QUÉNU	12 —	0	
BOUILLY	127 —	25	19 p. 100
LÉOPOLD	84 —	4	
KALTENBACH	53 —	2	
DMITRI DE OTT	19 —	0	
KUTSNER (Breslau)	76 —	2	2.63 p. 100
OLSHAUSEN	100 —	1	1 p. 100
PÉAN	87 —	14	
POZZI	19 —	5	
ROUTIER	78 —	10	12.82 p. 100
RICARD	15 —	0	
SCHWARTZ	15 —	0	
PONCET (Lyon)	20 —	0	
SEGOND	97 —	17	16.94 p. 100
LEGUEU	12 —	0	
DURET (Lille)	60 —	5	8.3 p. 100
MARTIN (Rouen)	3 —	0	
DAYOT (Rennes)	3 —	1	
BRAULT (Alger)	3 —	0	
CHALOT (Toulouse)	35 —	9	25 p. 100
SOREL (Havre)	6 —	1	
RICHELOT	100 —	6	6 p. 100
LANDAU (Berlin)	104 —	8	7.6 p. 100
JACOBS (Bruxelles)	69 —	0	
BATAILLE (Rouen)	8 —	0	
LAPEYRE (Tours)	8 —	0	
BOUSQUET (Clermont-Ferrand)	10 —	2	
JEANNEL (Toulouse)	19 —	3	
BŒKEL (Strasbourg)	16 —	5	
Total	1,346 cas	114	8.46 p. 100

L'étude détaillée de cette statistique nous offre des enseignements intéressants.

En prenant les statistiques de chirurgiens également expérimentés, nous avons :

	NOMBRE D'OPÉRATIONS	MORTS	MORTALITÉ
1° MM. BOUILLY.............	127	25	19,68 p. 100
SEGOND	97	17	16,94 p. 100
CHALOT	35	9	25 p. 100
ROUTIER	78	10	12,82 p. 100
2° MM. LANDAU (Berlin)......	104	8	7,6 p. 100
OLSHAUSEN..........	100	1	1 p. 100
RICHELOT	100	6	6 p. 100
KÜTSNER (Breslau)....	76	2	2,63 p. 100

3° Sur 3,057 cas avec 254 morts ; mortalité 8,30 p. 100.

Si nous prenons la moyenne des statistiques les plus mauvaises : 337 opérations avec 61 décès ; mortalité : 18 p. 100.

Si nous prenons la moyenne des statistiques les meilleures : 380 opérations avec 17 décès ; mortalité : 4,5 p. 100.

Le pourcentage total, 8,30 p. 100 pour 3,057 cas, est à peu près celui donné par MM. Picqué et Mauclaire (8,8 p. 100) ; d'après les statistiques plus récentes de Hirschmann, 1,241 cas (8 p. 100), augmentées de la statistique de Visselinck, de celle de Lairé et de cas plus récents.

Si nous considérons des statistiques plus anciennes : Kaltenbach et Bouilly, 25 p. 100 ; — Terrier, 21 p. 100 ; — A. Martin, 15 p. 100 ; — Olshausen, 12,8 p. 100.

En 1889, mortalité de 16,4 p. 100, sur 1,605 cas appartenant à 16 chirurgiens étrangers, d'après Barrault et De Cheyson.

En 1893, mortalité de 14,6 p. 100, sur 1,273 cas appartenant à 33 chirurgiens.

En 1900, le professeur Hofmeier, 7 p. 100 sur 200 opérations.

En 1900, mortalité de 8,30 p. 100 sur 3,057 opérations.

Les statistiques anciennes sont plus mauvaises : c'est ainsi que Olshausen, par exemple, qui avait autrefois une mortalité de 13 p. 100 n'a plus actuellement que 1 p. 100. Nous voyons ainsi la mortalité diminuer d'année en année et parvenir à son minimum avec le maximum de perfectionnement dans le manuel opératoire et avec la précision dans les indications.

Un autre fait plus important se dégage de notre second tableau : c'est l'écart considérable entre la mortalité (le pourcentage étant assez exact cependant, puisque pour l'établir on a tablé sur un chiffre voisin de 100). Ainsi, tandis que la mortalité d'Olshausen est de

1 p. 100 et celle de Richelot 6 p. 100, celle de Segond est de 16,94 p. 100, et celle de Bouilly 19,68 p. 100. Il faut noter ces écarts, si l'on veut juger la gravité de l'hystérectomie abdominale.

Mais il importe aussi de faire remarquer que certaines de ces statistiques examinées en bloc ne présentent qu'un intérêt relatif, et par leurs résultats contradictoires fournissent matière à discussion. La mortalité élevée de Chalot et Segond, par exemple, s'explique par ce fait que ces chirurgiens ont opéré des cas relativement avancés. En parcourant les observations de Segond, nous relevons sur 70 cancers du col avec 12 morts (17 p. 100) et 25 du corps avec 5 morts (20 p. 100), mortalité moyenne 16,9 p. 100 : 5 décès par affection médicale concomitante et 9 morts dues à l'état très avancé des lésions et à des accidents opératoires (pincement intestinal, occlusion, hémorrhagie, urémie, etc.). En expurgeant cette statistique des cas arrivés à la seconde période et des accidents d'ordre médical, il reste 30 opérations pour cancers parfaitement limités avec 2 morts seulement (par shock et embolie), mortalité 6,66 p. 100. C'est ainsi que la mortalité s'abaisse à mesure que les indications sont mieux posées ; c'est ainsi que la première période du cancer répond seule à la phase opératoire, donnant une mortalité presque nulle, et que l'hystérectomie vaginale apparaît comme une mauvaise intervention palliative dans les cas non limités à l'utérus.

II. – Résultats éloignés.

Nous avons établi que l'hystérectomie vaginale appliquée aux cancers tout à fait au début donnait une mortalité insignifiante, tandis qu'appliquée à des cancers commençant à s'étendre au paramètre ou aux culs-de-sac elle donnait une mortalité importante, sans pouvoir prétendre à un effet curatif. On a dit de cette opération appliquée aux cancers de la seconde période, qu'elle était la meilleure des opérations palliatives en donnant aux opérées l'illusion et tous les bénéfices de la guérison radicale par la suppression des douleurs, des pertes de toute nature et par l'absence de mutilation. Mais en raison de la mortalité élevée de cette intervention, plus illogique encore que l'hystérectomie abdominale dans les cas avancés, il semble qu'elle doive être rejetée en tant qu'hystérectomie palliative.

Lorsqu'elle est pratiquée pour des cancers répondant cliniquement à la première période, peut-elle devenir radicale ?

Sur ce point les opinions sont contradictoires : « Il faut perdre ou à peu près, dit M. Bouilly, l'illusion de la guérison du cancer par l'hystérectomie vaginale. » M. Jacobs est encore plus pessimiste et pour lui cette opération ne peut jamais donner la guérison radicale. Actuellement aussi la plupart des chirurgiens semblent être d'accord sur la médiocrité de ses résultats thérapeutiques. Nous verrons, en effet, par nos statistiques en partie empruntées à Longuet, en partie le résultat de notre enquête, que la guérison radicale est exceptionnelle et que la survie ne dépasse guère trois ans, la récidive se produisant très généralement au cours de la première année.

D'après M. Bouilly, la récidive est la règle absolue et le plus souvent prochaine, sans faire allusion même aux formes galopantes du cancer des femmes jeunes ou enceintes et en exceptant les cancers du corps moins dangereux et à récidive moins rapide.

Au-dessous de 30 ans, malgré des conditions locales entièrement favorables, la récidive s'est produite avec une rapidité excessive un à deux mois après l'opération avec mort rapide. Entre 30 et 35 ans, six à sept mois après. Il faut noter pourtant quelques observations de récidive éloignée chez des jeunes femmes et inversement quelques cas rares de récidive rapide chez des vieilles femmes. Une relation existe aussi entre l'apparition de la récidive et la durée totale de la survie, mais cette hypothèse de M. Terrier ne semble vraie que pour les deux premières années.

Relativement à l'apparition de la récidive sur 40 observations où elle se produisit, nous la trouvons :

Au cours de la première année...	30 fois		
—	deuxième	— ...	7 —
—	troisième	— ...	1 —
—	quatrième	— ...	1 —
—	septième	— ...	1 —

Statistique de constatation de la récidive d'après les observations de MM. Bouilly, Jacobs, Second et Duret :

	BOUILLY	JACOBS	SECOND	DURET
Au cours de la 1re année......	77.7	70	75	25 p.100
— 2e —	17.8	13	18	50 p.100
— 3e et 4e années.	5.0	17	7	25 p.100

La statistique de Landau donnée par son assistant le Dr Thumim (1)

(1) In *Berliner Klinische Wochenschrift*, 2 mai 1898.

— 68 —

est la plus complète au point de vue de survies ; aussi la reproduisons-nous ici. Dans le second tableau il donne les indications relatives aux 32 cas sans récidive sur les 104 opérations mentionnées :

I. — *Morts*	8 cas	7,6 p. 100
II. — *Sans récidive*	32 —	30,7 p. 100
III. — *Mortes de récidive*	1 —	
Vivantes avec récidive	38 —	
Récidives constatées sans connaître le résultat	7 —	
IV. — *Morts par métastase*	2 —	
Morts de cause inconnue	14 —	
Non revues	2 —	
Total	104 cas	

NOMBRE	au-dessous de 30 ans	30 à 40 ans	40 à 50 ans	50 à 60 ans	au-dessus de 60 ans	OPÉRÉES ET SANS RÉCIDIVES DEPUIS
2		1			1	9 1/2 ans.
2	1		1			9 1/4 —
1			1			8 1/2 —
1			1			8
2			corps	1		7 1/4 —
1					1	7 —
2	1	mixte				6 1/2 —
1		1				5 1/2 —
1					1	5 —
2			1	corps		4 3/4 —
1			1			4 1/2 —
1			1			4
1			1			3 3/4 —
1					corps	2 3/4 —
4		1	1	2 mixtes		2 1/2 —
1			1			2 —
2			2			1 1/2 —
2		corps et 1				1 1/4 —
3			1	1	corps	1 —
1	corps					1/2 —
32	3	6	13	5	5	18 plus de 3 ans, 17 p. 100 13 plus de 5 ans, 12 p. 100

Statistique des guérisons maintenues.

BYRNS, *sur 163 cas*, sans récidive, 12 p. 100 après 3 ans.
    1 guérison maintenue après 6 ans.   26 p. 100 après 5 ans.
    1 — — — 8 —
    1 — — — 10 —
    1 — — — 11 —
    1 — — — 12 —

ROUTIER, *sur 62 cas*, 9 1/2 (1 cas), 9 (1 cas), 6 (1 cas), 5 1/2 (1 cas), 5 (1 cas), 4 1/2 (1 cas), 4 (2 cas), 3 1/2 (1 cas), 3 (1 cas). Guérisons maintenues 3 ans 16 p. 100, 5 ans 10 p. 100.

RICHELOT, *sur 100 cas*.   2 guérisons maintenues après 12 1/2.   6 p. 100 après 5 ans.
    1 — — — 10 —
    1 — — — 9 —
    1 — — — 8 —
    1 — — — 6 —
    1 — — — 4 —

SEGOND, *sur 97 cas*...   1 guérison maintenue après 10 ans.   10.30 p. 100 après 3 ans.
    1 — — — 9 —   2 — — 5 —
    2 — — — 4 —
    6 — — — 2 —

BOUILLY, *sur 127 cas*.   1 — — — 5 —   7 — — 3 —
    6 — — — 4 1/2
    2 — — — 3 ans.

QUÉNU, *sur 12 cas*....   1 — — — 6 —   16.6 —
    1 — — — 3 —

TERRIER, *sur 34 cas*..   1 — — — 5 —   5.88 — — 3 —
    1 — — — 3 —

RICARD, *sur 15 cas*...   1 — — — 4 —   6.66 — — 3 —
    2 — — — 2 —

JACOBS, *sur 70 cas*.....   2 — — — 2 —

SCHWARTZ, *sur 15 cas*.   1 — — — 4 —   13 3 — — 3 —
    1 — — — 3 —
    1 — — — 2 —

LE DENTU............   1 — — — 6 —

POZZI, *sur 19 cas*......   1 — — — 3 —   15.26 — — 3 —

HARTMANN, *sur 12 cas*.   3 — — — 3 —   25 — — 3 —

BRAULT, *sur 3 cas*....   1 — — — 4 —

DAYOT, *sur 3 cas*.....   1 — — — 7 —

MARTIN, *sur 3 cas*....   1 — — — 3 1/2
    2 — — — 3 ans.

SOREL, *sur 6 cas*......   1 — — — 5 —

LAPEYRE, *sur 8 cas*...   1 — — — 2 1/2

CHALOT, *sur 35 cas*...   1 — — — 5 1/2   5.71 — — 3 —
    1 — — — 4 ans.   2.85 — — 5 —

JEANNEL, *sur 19 cas*..   1 — — — 6 —   14 — — 3 —
    1 — — — 3 —   7 — — 5 —
    2 — — — 2 —

```
                        7 guérisons maintenues après  1 an.
                        5 non suivies ....................
DURET, sur 60 cas....   1 guérison maintenue après   8 ans.   25 p. 100 après 3 ans.
                        1      —        —        —    6 —      3.33   —    — 5 --
                        1      —        —        —    4 —
                       12      —        —        —    3 —
BŒKEL, sur 16 cas....   1      —        —        —    4 —      12.5   —    — 8 --
                        1      —        —        —    3 —
                        1      —        —        —    2 —
                        1      —        —        —    1 —
```

D'après ce tableau, nous avons sur 884 hystérectomies vaginales 93 survies de plus de trois ans (10,28 p. 100), et 26 survies seulement de plus de 5 ans (3 p. 100).

Le résultat de notre statistique se rapproche beaucoup du résultat de Byrns (12 p. 100) et de celui de M. Richelot (10 p. 100), mais s'écarte notablement de celui de Olshausen qui, sur 155 cas suivis pendant cinq ans, n'a pas trouvé de récidive dans 25 p. 100 des cas. Pour MM. Terrier et Hartmann, 30 p. 100 des malades qui survivent à l'opération paraissent guéries définitivement, alors même que le cancer a été confirmé histologiquement. Les résultats de M. Janvrin (1) seraient encore meilleurs : le tiers de ses malades opérées depuis 1883 seraient restées guéries, mais il ajoute qu'elles ont été opérées dès le début des lésions. « Mais à côté de ces cas hypnotisants, combien de récidives au bout de six mois et même plus tôt, dit M. Mauclaire; si nous pouvions prendre une moyenne, la survie est d'un an tout au plus. Quant à la guérison radicale obtenue, elle est tellement rare que je crois bien que c'est une illusion de l'opérateur. » Ces survies prolongées ont été, en effet, mises en doute, l'examen histologique dans ces cas heureux n'ayant pas toujours été mentionné dans les observations publiées, ni pratiqué par des histologistes compétents. « Certaines métrites fongueuses, et certains adénomes, disent MM. Picqué et Mauclaire, peuvent très bien simuler le cancer, aussi certains chirurgiens ne croient pas encore au traitement radical du cancer utérin. »

Quoi qu'il en soit, la guérison radicale semble possible si l'on arrive avant l'extériorisation du néoplasme à l'utérus et avant l'extension aux ganglions ; mais c'est là, semble-t-il, cas si rares que certaines statistiques paraissent à bon droit douteuses. Cependant, de fréquentes récidives, survenues à la suite de l'opération, après une

(1) JANVRIN. *Congrès d'Amsterdam*, août 1899.

survie de 4 ou 5 ans, par exemple, viennent confirmer le diagnostic dans les cas qui pouvaient rester douteux.

Quant à établir la limite entre la guérison définitive et les guérisons temporaires, c'est un point délicat. Pratiquement on admet qu'après une période de 4 à 5 ans la récidive ne se produit plus, mais qu'un cancer nouveau s'est développé.

Nous avons établi le pourcentage de 5 ans pour déterminer la proportion des guérisons dites définitives ; elle est seulement de 3 p. 100 sur près de 900 cas. Il est vrai que les résultats sont un peu faussés par le nombre important des opérées non revues, et surtout par le nombre des opérations trop récentes ; mais nous voyons, en somme, que la proportion des guérisons radicales est bien minime ; il était donc légitime, devant ces médiocres résultats, de chercher une opération plus efficace. Nous allons voir si l'hystérectomie abdominale répond au progrès désiré.

CHAPITRE VIII

Hystérectomie abdominale. Statistiques. Comparaison avec l'hystérectomie vaginale.

I. — Mortalité opératoire.

		CAS		MORTS	MORTALITÉ p.100
878-81	MM. FREUND	20		11	55.—
1890	HOFMEIER	4		4	
1891	GUSSEROW	4		3	
—	VEIT	4		0	
1892	ZWEIFEL	8		7	87.5
—	VON ROSTHORN	1		0	
1894	CZEMPIN	3		1	
—	BRÖSE	1		0	
1895	LÉOPOLD	8		7	
—	CLARK	10		0	
—	RUMPF	1			
1896	SCHAUTA	10		7	
1897	OTTO KÜSTNER	8		1	
1898	FREUND	20		4	20.
—	ROUFFART	1		0	
—	SCHALLY	21		11	
—	BOSTON	1		1	
—	RIESS	3		1	
—	LAVISÉ	1		0	
—	LAUWERS	1		0	
—	TERRIER	15	non limités	3	20.—
—	QUÉNU	1		0	
—	REYNIER	13	non limités	4	
—	PANTALONI	8		2	
—	FAURE	6	dont 2 avec fibrome	4	
—	ROUTIER	3		3	
—	SCHWARTZ	6		0	
—	RICHELOT	16	non limités	8	50.—
—	JONNESCO	6		3	
—	HOUZEL	1		0	
—	PICQUÉ et MAUCLAIRE	5	non limités	3	

		CAS		MORTS	MORTALITÉ p.100
1898	HARTMANN............	8	....	0	
—	LEGUEU..............	2	limités...............		
		9	sans évidement.......		
		1	avec évidement.......	5	
—	MONPROFIT..........	13	limités...............	1	
		2	non limités..........	0	6.66
—	IRISCH..............	25	limités..............	3	12.—
1899	KÜSTNER...........	7	....	1	
—	HENROTAY...........	1	....	0	
—	SCHMELTZ...........	2	....	0	
—	RICARD.............	9	non limités	1	
—	MICHAUX...........	13	....	1	7.69
—	ZWEIFEL...........	30	....	2	6.66
—	POTHERAT...........	1	....	0	
—	MAUCLAIRE..........	2	....	1	
—	DELLA ROSA.........	1	....	0	
—	RÉGNIER............	5	....	2	
1900	FAURE....	2	avec évidement.......	0	
—	SEGOND	6	non limités..........	0	
—	HENDERSON	5	....	0	
—	JACOBS.	50	limités, avec évidement	4	8.—
.	DAYOT..............	1	limité...............	0	
—	MARTIN.............	1	....	1	
—	SOREL..............	1	limité. avec évidement	0	
—	BATAILLE...........	1	sans évidement, récidive par cancer pulmonaire, 6 mois après	0	
—	CHALOT.............	23	avancés.............	12	50.—
—	BOECKEL............	3	limités, sans évidement	1	
		1	récidive à 6 mois par métastase.		
—	JEANNEL............	7	simples, 5 cas avancés.	2	
—	RICHELOT	5	cas limités..........	0	
—	BOUSQUET	2	non limités	0	
—	HOFMEIER..........	12	limités..............	2	
	TOTAL.........	454		127	27.97

L'examen en bloc de cette statistique ne signifie rien ; elle semblerait de prime abord justifier les préventions des adversaires de l'hystérectomie abdominale contre cette intervention. Mais, au contraire, de son analyse détaillée se tirent des enseignements nombreux et intéressants.

Nous avons omis à dessein les statistiques anciennes sans intérêt aujourd'hui et nous n'avons fait le rélevé que des cas publiés à partir de 1890, époque à laquelle l'opération rentra en faveur auprès des chirurgiens américains et allemands et commença à être mieux réglée dans son manuel opératoire et mieux précisée dans ses indications.

Il faut noter que l'on ne dit pas dans la plupart de ces observations si l'opération a été faite avec ou sans évidement ou s'il s'agissait de cas avancés ou de cas au début ; nous n'avons pu mentionner ces détails importants que dans les cas de 1900 qui nous ont été envoyés plus détaillés.

Ce serait une erreur de croire, d'après ce tableau, que l'hystérectomie abdominale est beaucoup plus grave que la vaginale, parce que le pourcentage donne une mortalité (27,9 p. 100) 3 à 4 fois plus grande que dans l'hystérectomie vaginale dont la mortalité est de 8,8 p. 100. En effet, tandis que l'hystérectomie vaginale est aujourd'hui arrivée à sa perfection et que chaque chirurgien l'ayant pratiquée souvent, la possède bien, l'hystérectomie abdominale au contraire n'est arrivée à son perfectionnement que tout récemment et la plupart des cas rapportés n'ont pu en profiter ; d'autre part, à part quelques chirurgiens qui ont précisément une excellente statistique, la plupart des chirurgiens n'ont à leur actif qu'une vingtaine d'opérations au maximum. Mais la cause principale de cette mortalité élevée réside dans ce fait que tandis que les indications de la voie basse pour le cancer sont bien fixées et que l'opération n'est faite que dans des cas parfaitement limités, la voie haute reste au contraire un pis-aller, une dernière ressource pour attaquer des cancers graves, propagés aux tissus voisins ; au lieu de pratiquer l'opération dans des cas à indications précises, par de la virtuosité chirurgicale, selon l'expression de M. Rouffart, on cherche à étendre le nombre des cas opérables. Mais la mortalité effrayante et la rapidité désastreuse des récidives sont venues calmer cet enthousiasme ; les statistiques deviennent meilleures, à mesure que la plupart des chirurgiens fixent des limites à leurs interventions.

Les tableaux que nous donnons témoignent, par la diminution progressive de la mortalité, des progrès réalisés à la fois dans les indications et le manuel opératoire.

	CAS	MORTS	MORTALITÉ
En 1880. Statistique d'Ahfeld	66	49	73 p. 100
En 1885. Statistique de Hegar et Kaltenbach	93	63	71 p. 100
En 1899. Statistique de Picqué et Mauclaire.	232	82	35.3 p. 100

Cette statistique peut être décomposée en 2 périodes :

	CAS	MORTS	MORTALITÉ
1º De 1878 à 1895...........................	45	26	57.7 p. 100
2º De 1895 à août 1899......................	277	62	22.2 p. 100

En août 1899, statistique du Dr Reynier au *Congrès d'Amsterdam* : 45 cas; décès 9; mortalité 20 p. 100.

En mai 1900, notre statistique : 454 cas, décès 127, mortalité 27 p. 100.

Mais : 1º dans notre statistique de 1900, beaucoup de cas avancés encore : 99, décès 20, mortalité 20 p. 100.

2º cas de 1899 : 72 cas, décès 8, mortalité, 11 p. 100.

D'après les cas les plus récents, nous avons encore 20 p. 100 de mortalité, alors que celle de la voie basse est de 8,8 p. 100. Mais nos tableaux suivants vont ramener la mortalité par la voie haute à sa valeur exacte.

		CAS	MORTS	MORTALITÉ
1º En 1878	FREUND..........................	10	7	70 p. 100
1898	—	20	4	20 p. 100
2º En 1892	ZWEIFEL..........................	8	7	87.5 p. 100
1899	—	30	2	6.66 p. 100
3º En 1890	HOFMEIER	4	4	100 p. 100
1900	—	12	2	16 p. 100

4º Cas limités.

		CAS	MORTS	MORTALITÉ
En 1900	JACOBS......................	50	4	8 p. 100
En 1899	MONPROFIT......................	15	1	6.66 p. 100
	RICHELOT......................	5	0	0
	IRISH......................	25	3	12 p. 100

5º Cas limités les plus récents.

		CAS	MORTS	MORTALITÉ
En 1900	....	112	6	5.35 p. 100
En 1899	MICHAUX......................	13	1	7.69 p. 100
	ZWEIFEL	30	2	6.66 p. 100

6º Cas non limités récents.

		CAS	MORTS	MORTALITÉ
En 1898	RICHELOT......................	16	8	50 p. 100
En 1900	CHALOT......................	23	12	50 p. 100
Total des cas non limités les plus récents....		96	33	34.37 p. 100

L'écart apparaît donc considérable entre ces deux chiffres. Dans les opérations les plus récentes pour cancers limités 5,35 p. 100, et dans celles pour cas plus ou moins avancés, 34,37 p. 100.

Cet écart représente d'ailleurs celui qui existe pour un même chirurgien qui, ayant pratiqué beaucoup d'hystérectomies abdominales, a serré ses indications et profité des perfectionnements opératoires, et l'écart qui existe parallèlement entre les anciennes statistiques et les plus récentes.

Pour juger de la mortalité opératoire comparée de l'hystérectomie abdominale, nous n'avons qu'à nous reporter au tableau de la mortalité par l'hystérectomie vaginale. Nous voyons également pour la voie vaginale un écart considérable entre les meilleures et les plus mauvaises : M. Bouilly 19,6 p. 100, M. Richelot, au contraire, 6 p. 100 ; d'après nos moyennes : bonne statistique 4,50 p. 100, mauvaise 26,16 p. 100. Il en faut donc conclure sans parti pris que, pratiquées dans des cas comparables, ces deux opérations se valent au point de vue de la mortalité immédiate.

Mortalité moyenne de l'hystérectomie vaginale, 4,50 à 8,8 p. 100.

Mortalité moyenne de l'hystérectomie abdominale, 5,35 à 8 p. 100.

Un dernier argument qui pourrait être objecté contre la voie haute : l'hystérectomie abdominale augmente de gravité à mesure que le cancer diminue de gravité avec l'âge. Or, nous avons relevé dans le tableau de Jacobs les opérations pour cancer chez les femmes ayant dépassé 50 ans, et nous avons trouvé, sur 16 opérées, 2 morts seulement : l'une par septicémie, l'autre par embolie, par conséquent pas absolument en rapport direct avec l'opération, ce qui donne une mortalité de 12,5 p. 100 ou 6 p. 100 après 50 ans. D'ailleurs, la grande majorité des opérées pour cancer a de 40 à 50 ans.

(Parmi les statistiques reçues, une des plus complètes est celle que M. le professeur Chalot a bien voulu nous communiquer. Elle est intéressante pour nous, surtout à un double titre. D'abord, par la mortalité élevée qui rappelle celle des premiers temps de l'hystérectomie abdominale pour cancer, ensuite par les deux longues survies obtenues. Dans ses 20 premières opérations pratiquées pour cas avancés, il dut réséquer les ligaments larges et le tiers ou la moitié supérieure du vagin, mais il ne fit pas d'évidement ganglionnaire ni pelvien. Il eut recours à la voie combinée (vagino-abdominale) dans trois autres opérations. Ses opérées avaient : 2, de 35 à 40 ans ; 13, de 41 à 50 ans ; 7, de 51 à 60 ans ; 1, de 63 ans. Il eut 11 guérisons opératoires seulement. Les causes de mort ont été : le shock opératoire, 1 cas ; l'asystolie, mort subite, 1 cas ; la péritonite suppurée ou septique, la *septicémie*, *11* cas. Il explique cette mortalité considérable par ce fait qu'il a opéré systématiquement, sans distinction, les cancers diffus de tout l'utérus, ceux propagés au vagin et à la partie juxta-utérine ou inférieure du paramètre, aussi bien que ceux limités à l'utérus : cancers presque tous très difficiles ou impossibles à désinfecter préalablement d'une manière satisfaisante.

La ligature préliminaire des deux artères hypogastriques a été faite dans presque tous les cas, à partir du 21 octobre 1892. Pour augmenter encore l'étendue de l'exérèse, il fit en outre : une fois la greffe des deux uretères à la paroi abdominale (1892), deux fois la même greffe dans le rectum, une fois la réimplantation d'un uretère dans la vessie. Ces trois dernières greffes avaient bien réussi. L'une des deux malades qui ont subi la double anastomose urétéro-rectale, a vécu près de 14 mois, elle est morte de récidive ; elle urinait par le rectum deux ou trois fois par jour, et elle ne souffrait nullement du fait de son anastomose.

Deux opérées d'hystérectomie vivent encore sans récidive, depuis trois et quatre ans et jouissent d'une bonne santé. Il pratiqua, de plus, en 1893, une hystérectomie sacrée pour un utérus cancéreux très élevé et inabaissable chez une femme de 57 ans et qui s'est terminée par la mort en quelques jours (septicémie).

Malgré la gravité des cas opérés, qui se juge aux interventions qu'ils ont nécessitées et à la mortalité, il eut encore 8,69 p. 100 de survies de 3 à 4 ans. Un autre point à noter c'est le grand nombre de décès par septicémie: 11 pour 13 morts, sur 24 opérations.

En somme, la mortalité opératoire a diminué entre les mains d'un même chirurgien, et il est à présumer qu'elle diminuera encore, car malgré tous les perfectionnements apportés dans la chirurgie abdominale à l'occasion des hystérectomies abdominales pour fibromes, les contre-indications opératoires sont encore indécises et les 3/4 des malades qui succombent sont emportées par la septicémie péritonéale, qui diminuera avec les nouvelles méthodes de drainage abdomino-vaginal préconisées.

Ainsi nous voyons le dernier et principal argument des adversaires de l'hystérectomie abdominale tomber, la mortalité étant identique dans les deux opérations pratiquées pour des cas analogues.

II. — Résultats éloignés.

Nous venons d'établir que l'hystérectomie abdominale totale avec ou sans évidement du bassin n'est pas plus grave que l'hystérectomie vaginale et qu'au contraire avec les progrès dont la voie abdominale est encore susceptible, sa mortalité tendrait plutôt à devenir inférieure à celle de la vaginale.

Nous sommes ainsi arrivé au chapitre le plus important de ce travail, le résultat thérapeutique de cette opération.

Nous serons malheureusement bref et moins catégorique en ce qui concerne les survies éloignées et le pourcentage des guérisons radicales.

Les statistiques actuelles, en effet, n'ont qu'une valeur très relative : il est encore trop tôt pour se prononcer, les faits étant trop peu nombreux et étant surtout trop récents.

Il faut d'abord faire abstraction des cas anciens, de ceux qui fournissaient une mortalité désastreuse due aux opérations faites pour cancers ayant franchi largement les limites de l'utérus et inabordables par le vagin auxquelles Hegar et Kaltenbach faisaient allusion en montrant qu'aucune des malades qui avaient survécu n'avait été radicalement guérie.

Quand la mobilité de l'utérus est perdue, le vagin entrepris et les ligaments larges infiltrés, l'affection continue sans véritable récidive, la durée de la survie est sans intérêt, l'opération est désastreuse même comme intervention palliative. C'est à propos de ces cas, dont les suites ne sont guère plus brillantes qu'après l'hystérectomie vaginale, que M. Terrier pouvait dire: « l'espoir de retarder les récidives ne semble pas justifié par les résultats acquis jusqu'à ce jour ». Et plus récemment : « les résultats ultérieurs de ces opérations sont, comme dans toutes les interventions pour cancer, absolument déplorables ». Dans ces cas, en un mot, l'opération avait été faite trop tard. Cela nous explique ce résultat paradoxal d'une opération plus complète fournissant de plus mauvais résultats.

Mais au contraire, si les chirurgiens se limitent dans des indications plus étroites, les résultats éloignés ne sauraient être plus mauvais que par la voie basse, et ils s'amélioreront chaque jour à mesure que les opérateurs se perfectionneront dans l'évidement du bassin, ce complément opératoire indispensable, et à mesure qu'ils feront un choix plus judicieux des cas opérables et qu'ils interviendront avant tout d'une façon précoce.

Nous rapportons ici, à titre de document, la statistique des résultats éloignés malgré ses imperfections et ses lacunes. Nous produisons ensuite une statistique plus complète, celle que M. Jacobs a bien voulu nous communiquer ; ce chirurgien n'a opéré que des cas limités à l'utérus ; aussi ses résultats sont-ils très intéressants au point de vue résultats tardifs.

Statistique des résultats éloignés.

	SANS RÉCIDIVE	RÉCIDIVE	SURVIES DE 3 ANS
MAUCLAIRE, *sur 5 cas.*	1	6 mois après.	
HARTMANN, *sur 3 cas.*	1	9 mois.	
	1	16 mois.	
LEGUEU, *sur 10 cas* ..	10	entre 3 et 11 mois.	
IRISCH, *sur 25 cas...* .	5 depuis 3 ans.		
	5 — — .. .	1 à 3 ans après...	20 p. 100.
(limités).	15 trop récents.		
SEGOND, *sur 6 cas....*	1 —	3 mois après.	
	1 —	6 —	
	1 —	3 ans.	
RICARD, *sur 9 cas....*	1 —	3 mois.	
(8 avancés).	2 —	6 mois.	
	2 depuis 1 an.		
	8 trop récents.		
REYNIER, *sur 13 cas..*	2 depuis 3 à 4 ans..	....	15.38 p. 100
MONPROFIT, *sur 12 cas.*	1 — 2 ans......	....	8.33
	1 — 6 ans.		
	10 trop récents.		
MICHAUX, *sur 13 cas.*	1 —	1 an.	
(2 morts).	1 —	18 mois.	
	3 depuis 6 mois .		
	1 — 9 — .		
	4 — 18 — .		
	1 perdue de vue.		
HENDERSON, *sur 5 cas.*	1 — —	6 mois.	
(limités).	2 — —	1 an.	
	1 depuis 9 mois.		
	1 — 1 an.		
BOUSQUET, *sur 2 cas..*	1 — —	2 ans.	
	1 — 4 mois .		
CHALOT, *sur 23 cas...*	1 — 3 ans.		
(H. simple).	1 — 4 ans......	....	8.69 —
JEANNEL, *sur 7 cas...*	3 — —	4 mois.	
(2 morts. H. simple).	2 trop récentes.		
BŒCKEL, *sur 3 cas....*	2 depuis 1 an.		
(2 limités).			
FAURE, *sur 8 cas.....*	1 — 1 an.		
	1 — 18 mois .		

Ce tableau n'est pas brillant comme nombre et durée des survies;
mais il faut remarquer qu'il est très incomplet, comme nombre d'opérées suivies, et que la plupart de ces opérations sont trop récentes
pour apprécier le nombre et la durée des survies. Il faut remarquer
d'autre part que quelques chirurgiens, M. Chalot notamment, n'ont
opéré en majorité que des cas avancés, et beaucoup d'hystérectomies

ont été faites sans extirpation des ganglions ni évidement des ligaments larges.

Le chiffre des survies et des guérisons radicales est donc très inférieur à la réalité. Mais tel qu'il est, sans réaliser pleinement les espérances qu'on pouvait attendre de l'opération, il est assez satisfaisant si l'on se rappelle que le pourcentage des survies et guérisons radicales obtenues par l'hystérectomie vaginale oscille entre 3 p. 100 et 10,28 p. 100, tandis que celui des survies après l'hystérectomie abdominale est de 8,33 p. 100 à 20 p. 100 pour des cas tous beaucoup trop récents.

Statistique de M. Jacobs (de Bruxelles).

50 hystérectomies abdominales totales avec évidement pelvien.

4 décès post-opératoires; *mortalité*, 8 p. 100, due à : pneumonie double, hémorrhagie cérébrale, empoisonnement par la morphine; péritonite par pyomètre rompu.

1re opération pratiquée en janvier 1897.

7 opérations trop récentes (3, 2, 1 mois).

3 malades perdues de vue.

16 — mortes de récidive locale.

12 — en vie, mais en puissance de récidive avancée.

8 — sans trace de récidive; cependant 3 d'entre elles sont suspectes, présentant des troubles généraux inquiétants.

43 cancers du col, 7 du corps.

Malades indemnes de récidive, opérées depuis :

1	4 mois.
2	8 —
1	9 —
2	12 —
1	23 —
1	25 —
8	

Malades vivantes avec récidive constatée :

Dans 1 cas	3 mois après l'opération
1	4 — —
1	5 — —
2	7 — —
1	8 — —
2	11 — —
1	12 — —
1	17 — —
1	18 — —
1	24 — —
12		

Les décès après récidive se sont produits :

Dans 1 cas	....	2 mois après l'opération.
1	....	3 —
3	....	5 —
1	....	6 —
1	....	9 —
1	....	12 —
1	....	13 —
1	....	16 —
2	....	18 —
1	....	19 —
2	....	22 —
1	....	25 —
16		

Résultat des observations de M. Jacobs.

RÉCIDIVES APRÈS L'OPÉRATION	DÉCÈS APRÈS RÉCIDIVE	AGE
7 mois..	6 mois....	32 ans.
8 — pelvienne (quelques ganglions laissés)...	3 —	36 —
1 an, vaginale...		26 1/2
7 mois, pelvienne (évidement incomplet).......	7 mois....	31 ans.
20 — vaginale.................................	3 —	37 —
3 — pelvienne (quelques ganglions laissés)..	3 —	33 —
7 — vaginale.................................	5 —	33 —
6 — —	5 —	32 —
7 — vagino-pelvienne.....................	7 —	30 —
3 — vaginale	5 —	39 —
5 — — (opération incomplète).........	5 —	30 —

A part une malade de 37 ans et une autre de 39, bien portantes quand elles ont été revues un an environ après l'opération, toutes les opérées de moins de 40 ans ont rapidement récidivé. La récidive a été pelvienne quand on a laissé des ganglions, à cause du danger de leur extirpation. C'est pourquoi l'on peut se demander si c'est la précocité des ganglions qui rend la cure radicale illusoire, ou bien si les ganglions inaccessibles laissés sont les témoins de la récidive future. Dans le tableau précédent, nous avons rassemblé les suites éloignées des opérées au-dessous de 40 ans. Dans le suivant nous donnons quelques détails sur toutes les opérées qui n'ont pas récidivé :

SANS RÉCIDIVE APRÈS L'OPÉRATION	DÉBUT	VARIÉTÉ	ÉPOQUE DE REVUE	AGE
Cancer limité......................	1 an	col	1 an	37
—	1 —	—	8 mois	48
—	qq. mois	corps	2 ans	57
—	2 mois	—	2 —	42
Cul-de-sac post. et annexes scléreux	qq. mois	col	16 mois	39
Cancer atrophique	2 mois	corps	9 —	57
Cancer limité......................	2 —	col	8 —	50
—	3 —	—	1 an	46
—	3 —	—	6 mois	42

Statistique des ganglions trouvés.

Sur 40 opérations seulement où l'examen histologique a été mentionné au point de vue de la dégénérescence néoplasique des ganglions, ils ont été trouvés 27 fois cancéreux, et douteux dans 1 cas, cela dans les cancers ayant débuté :

Depuis quelques mois................................	1 fois.
1 —	4 —
2 —	4 —
3 —	7 —
4 —	2 —
5 —	1 —
6 —	3 —
7 —	2 —
8 —	1 —
9 —	2 —
1 an	1 —

Legueu les a trouvés dégénérés 3 fois sur 10 cas, d'après ses obsertions.

Hofmeier les a trouvés dégénérés 2 fois sur 12 et 1 fois douteux.

En somme, il est encore trop tôt pour formuler des conclusions fermes sur la valeur de l'hystérectomie abdominale au point de vue de ses résultats éloignés, les observations étant peu nombreuses et trop récentes, la technique opératoire et surtout les indications n'étant pas établies de façon définitive. Mais cette opération, sans justifier l'espoir qu'il était permis de fonder sur elle d'après de simples considérations et avantages théoriques, paraît devoir donner des chances sérieuses de guérison radicale, pratiquée de bonne heure.

Nous terminerons nos conclusions par ce que nous écrivait récemment M. Jacobs : si l'on compare ces résultats loin d'être brillants, il faut convenir cependant qu'ils sont bien supérieurs à ceux donnés par l'hystérectomie vaginale.

Peut-être sont-ils un peu décourageants à cause du petit chiffre de guérisons, mais nous devons compter beaucoup avec l'expérience nécessaire à acquérir pour le choix judicieux des cas opérables.

OBSERVATIONS

Nous avons cru intéressant de publier à l'appui de notre thèse six observations inédites d'hystérectomies vaginales du Dr R. Sorel, pratiquées pour cancer utérin limité à l'utérus, ayant débuté depuis trois à huit mois, avec une mort opératoire et avec récidive survenue de deux à vingt-six mois après l'opération, sauf dans un cas revu sans récidive cinq ans après l'intervention, et de leur opposer les 50 observations résumées d'hystérectomies abdominales totales avec évidement du bassin que le Dr Jacobs de Bruxelles a bien voulu nous communiquer et dont une grande partie sont inédites.

Nous publions également une observation d'hystérectomie abdominale totale avec évidement du bassin du Dr Sorel, pratiquée avec succès pour cancer du corps limité, mais trop récente pour en tirer une conclusion au point de vue du résultat thérapeutique.

Ce sont là les seuls cas que le Dr Sorel ait trouvés justiciables d'une intervention sur une trentaine de malades atteintes de cancer utérin vues chaque année, tant à l'hôpital qu'à sa clinique privée.

OBS. I. — *Cancer du col : limité. 31 ans. Début 3 mois. Hystérectomie vaginale Guérison opératoire. Récidive 2 mois après.*

Madame L. L...., âgée de 31 ans, entre à l'hospice général le 14 janvier 1895. Son père, qui jouissait d'une bonne santé, est mort noyé ; sa mère, âgée de 69 ans, est bien portante. Notre malade a toujours été bien réglée depuis l'âge de 12 ans.

Elle a eu 2 jumeaux il y a treize ans ; les suites de couches ont été normales.

Elle a fait une fausse couche de deux mois et demi il y a trois ans. En résumé, elle s'est toujours bien portée jusque dans ces derniers temps.

Il y a cinq mois et demi elle est accouchée d'un garçon bien portant. Les suites de couches ont été normales.

Un mois et demi après (il y a trois mois environ), elle a ressenti des douleurs dans les reins et dans le bas-ventre. Depuis elle perd continuellement un peu de sang. De plus, elle perd en blanc, ces pertes ont une odeur assez forte.

Elle a conservé bon appétit, l'état général est resté bon.

A l'examen, la palpation est souple et indolore, au toucher on trouve l'utérus mobile, de volume normal ; les annexes ne présentent aucune lésion ; les culs-de-sac sont souples.

Sur le col il y a des ulcérations bourgeonnantes et saignant facilement.

Les surfaces vaginales du col ne présentent ni induration ni noyau.

Dès l'entrée, on fait deux fois par jour des injections vaginales au permanganate de potasse. On a donné deux grands bains.

La veille de l'opération, la malade est purgée.

19 janvier 1895. Chloroforme. Hystérectomie vaginale. La malade perd un peu de sang dans la journée et a quelques vomissements. Elle se plaint de douleurs dans le ventre, on lui fait une injection de 1 centigr. de morphine le matin et de 1 centigr. le soir.

Le 20. La nuit a été bonne, on fait encore une injection matin et soir de 1 centigr. de morphine.

Le 21. On enlève les pinces.

Le 29. Pansement. Il y a encore beaucoup de lambeaux sphacélés. La malade s'alimente et est dans un très bon état.

6 février. La malade se lève.

Le 18. La malade sort guérie.

Deux mois après l'opération la malade rentre à l'hôpital avec de violentes douleurs abdominales, il y a récidive, sans doute dans les ganglions pelviens.

RÉFLEXIONS. — Cette observation est un cas de cancer à marche rapide, comme il s'en présente souvent chez les jeunes femmes après des couches. La malade était en pleine récidive deux mois après l'opération.

OBS. II. — *Cancer du col limité. 48 ans. Début : cinq mois. Hystérectomie vaginale. Guérison opératoire. Récidive trois mois après.*

Mme M..., âgée de 48 ans, a toujours été bien portante, jusqu'il y a cinq mois. Elle est bien réglée. Elle a eu 4 enfants, dont 3 sont bien portants et un est mort de pneumonie à 24 ans.

Son père est mort d'une tumeur de l'estomac. Sa mère est morte à la suite d'une fausse couche.

Depuis cinq mois elle a des hémorrhagies utérines assez abondantes, se renouvelant une ou deux fois par semaine. Dans l'intervalle elle a des pertes rousses sentant mauvais.

Pas de douleurs dans le ventre ; elle a bon appétit, elle n'a pas maigri.

Examen. — Col de l'utérus ulcéré, saignant au moindre contact, l'utérus est mobile, les annexes ne présentent pas de lésions, les culs-de-sac sont libres ; à gauche l'ulcération remonte juste au niveau du cul-de-sac.

15 mai 1895. La malade est purgée, on lui donne deux injections de sublimé.

Le 16. Deux injections de sublimé à 1 p. 1000, un grand lavement.

Le 17. Chloroforme. Hystérectomie vaginale avec l'assistance du Dr Caron. Je place trois pinces sur chaque ligament large. Pansement à la gaze iodoformée et ouate hydrophile autour des pinces. La malade se réveille très facilement. Le soir, vers 6 heures, elle a un vomissement, on lui donne 1 centigr. de morphine.

L'utérus était un peu augmenté de volume, le col est envahi par le cancer, le corps semble sain, il n'y avait aucune adhérence au ligament large.

Le 18. La malade a passé une assez bonne nuit ; elle a uriné, le pansement n'est pas souillé de sang, elle va à la selle. Le soir, 1 centigr. de morphine.

Le 19. La malade a bien reposé la nuit. Pansement, ablation des pinces; pansement à la gaze iodoformée et ouate hydrophile. Dans la journée la malade a un peu de diarrhée, quelques nausées ; le pansement est sec. La miction se fait normalement. 1 centigr. de morphine.

Le 20. Encore un peu de diarrhée.

Le 26. La malade s'alimente doucement. Ablation de quelques lambeaux sphacélés.

12 juin. La malade sort guérie.

Le 20 août, on voit des traces de récidive locale.

10 septembre. La malade meurt, après avoir présenté pendant quinze jours des vomissements continuels ; il y avait une récidive locale et probablement propagation à l'estomac.

Réflexions. — Cette malade semble avoir été opérée dans de bonnes conditions, ayant conservé un bon état général.

Localement le cancer à l'examen s'est montré limité à l'utérus et cependant trois mois après il y a une récidive locale, et quatre mois après elle était morte.

Obs. III. — *Cancer du col et salpingite. 39 ans. Début : cinq mois. Hystérectomie vaginale. Mort le quatrième jour.*

Mme L..., âgée de 39 ans, a été réglée à 15 ans, toujours très régulièrement et sans douleur.

A 18 et 19 ans, elle a une couche, les 2 enfants sont morts, l'un à 11 mois, l'autre à 17 mois de méningite. Le mari est mort de fièvre typhoïde.

Elle n'a pas fait de fausse couche. Elle a eu la tétanie à 20 ans et pendant deux mois elle n'a pas eu de règles.

Elle s'est remariée à 32 ans.

Elle est anémique depuis cinq à six ans avec de fréquentes céphalalgies.

Elle a été opérée de cataracte par le Dr Dubarry, au mois de janvier 1895.

Depuis le mois de février 1892 elle a des pertes peu abondantes, mais assez fréquentes. Depuis le mois d'avril elle perd toujours quelques gouttes de sang.

Le 24 juin elle a une hémorrhagie très abondante, mais de peu de durée, deux heures environ.

Le 14 juillet elle a une métrorrhagie avec caillots qui dure quatre jours.

Elle ne souffre pas dans le ventre.

Dans l'intervalle elle perd des eaux sentant mauvais.

Elle a maigri, l'appétit est médiocre.

Examen. — Au toucher on trouve l'utérus augmenté de volume, très mobile, le col est ulcéré, déchiqueté, entr'ouvert, les culs-de-sac sont libres, sauf à gauche, où il y a une légère adhérence au ligament large. Les annexes paraissent saines.

La malade entre à la clinique du Dr Sorel le 8 août 1895 ; 2 fois par jour on lui donne une injection de sublimé, un grand bain.

Le 12 août elle est purgée.

14 août. Hystérectomie vaginale en présence des Drs Carrère et de la Brosse. Elle absorbe 180 gr. d'éther. Sondage, lavage, etc. Le col est très friable, les pinces arrachent les tissus ; le col sus-vaginal enlevé, on arrive sur des parties assez résistantes pour abaisser l'utérus. Le renversement est difficile, je morcèle l'utérus en deux parties, antérieure et postérieure. L'utérus enlevé on peut bien tout libérer ; je pratique l'ablation des annexes atteintes de salpingite catarrhale. Je place des mèches de gaze iodoformée dans le vagin avec de la ouate hydrophile.

Le réveil est lent, la malade souffre beaucoup dans le ventre, 1 centigr. de morphine le matin et 1 centigr. le soir.

Le 15. La malade n'a pas reposé, la malade a des vomissements toute la la journée.

Le 16. La malade a eu une mauvaise nuit. Elle a encore des vomissements. Depuis l'opération, elle a un assez bon facies, le pouls est bon, la température est abaissée à 36°,2. Pansement. Je fais l'ablation des pinces. Le soir, selles abondantes avec forte odeur.

Le 18. La malade est faible, la température reste basse, 36°,1 ; elle a encore des vomissements dans la journée et meurt à minuit.

Obs. IV. — *Cancer du col limité. 43 ans. Début : huit mois. Hystérectomie*
vaginale. Récidive vingt-six mois après.

Mme B..., 43 ans, est très bien réglée depuis l'âge de 12 ans. Elle n'a eu ni enfants, ni fausse couche. Sa mère est bien portante ; son père est mort en quinze jours de paralysie de la gorge. Elle a toujours eu une bonne santé, sauf des migraines.

En juin 1897, elle a eu ses règles en avance de dix jours ; c'est là le premier trouble de sa santé, ensuite le sang venait un peu tous les six ou quinze jours pendant quatre mois. Depuis elle perd quelques gouttes de sang tous les jours.

Le 8 janvier 1898 elle a eu une perte très abondante toute la journée ; puis pendant une huitaine de jours elle a perdu modérément du sang.

Depuis quinze jours, pertes blanches abondantes.

Le 27 janvier 1898, je vois la malade avec le Dr Humeau ; elle a conservé bon appétit et n'a pas maigri ; elle ne tousse pas ; à la pointe du cœur il y a un souffle anémique. Il n'y a ni sucre, ni albumine dans ses urines. La malade présente une poussée d'eczéma aux cuisses et autour de la taille.

Au toucher vaginal, on trouve un col ulcéré, saignant facilement ; les culs-de-sac sont indemnes, l'utérus est mobile, les ligaments larges et les annexes sont sains.

Elle entre à ma clinique le 27 janvier 1898. Tous les jours on lui donne des injections de sublimé et un grand bain. La veille de l'opération elle est purgée

Le 31 janvier. Hystérectomie vaginale. Éther, 120 gr. Durée totale cinquante-cinq minutes. Après le nettoyage du vagin, curettage de la partie bourgeonnante. Le col est intact en arrière et sur les côtés, il est assez pris jusqu'au cul-de-sac antérieur qui est indemne. Incision circulaire sur des tissus absolument sains. L'abaissement de l'utérus est difficile au début à cause de la friabilité des tissus. L'utérus enlevé, j'enlève les annexes des deux côtés. Pinces à demeure. Deux mèches stériles entre les pinces. Ouate hydrophile. Pendant l'opération, injection de 600 centim. cubes de sérum artificiel. Aucun suintement sanguin n'est visible.

Le réveil est lent, respiration et pouls réguliers. A 6 heures la malade a souffert beaucoup dans le ventre ; 1 centigr. de morphine ; on obtient de l'urine, par la sonde. La malade est très faible ; la température est seulement de 35°,6. Elle n'a pas perdu une goutte de sang ; je lui refais un demi-litre de sérum.

1er février. La nuit a été mauvaise, la malade se plaint de beaucoup souffrir, on lui fait respirer un ballon d'oxygène. Température 37°,1 ; encore un demi-litre de sérum. Après, la malade est calme. Urine normale ; moins de douleurs. Elle n'a pas perdu de sang le soir, bon aspect, 1 centigr. de morphine, la malade repose la nuit.

Le 2. Pansement, ablation des pinces. Très bon état local, la malade est encore très faible. 20 gr. d'eau de sedlitz. Dans l'après-midi, selles abondantes.

Le 4. Je refais le pansement, la malade ayant eu un peu de température ces deux jours ; il y a 2 lambeaux sphacélés portant un peu odeur. Injection de sublimé et gaze salolée. La malade commence à s'alimenter et va bien maintenant.

Le 15. La malade commence à se lever.

Le 27. Sortie de la clinique. Guérison.

Ensuite la malade a repris des forces ; elle a engraissé, elle a pu reprendre toutes ses occupations avec l'apparence complète de la santé.

Le 14 décembre 1898, la malade est en pleine récidive, elle commence à souffrir dans les reins et les cuisses.

Actuellement, le 15 avril 1899, la malade est en pleine cachexie et elle est condamnée à très bref délai : deux ans, deux mois et demi après l'opération.

Obs. V. — *Cancer du col limité. 53 ans. Début : 7 mois. Hystérectomie vaginale. Récidive un an après.*

Mme L..., âgée de 53 ans, avait joui jusqu'ici d'une assez bonne santé. Elle a eu 10 grossesses ; 7 couches à terme et 3 fausses couches. Les suites de couches ont toujours été bonnes. Elle n'a plus que deux enfants ; un est mort de tuberlose à 28 ans, un autre de pleurésie à 20 mois, le troisième de convulsions à 11 mois, le quatrième est mort à 6 semaines. Le père était bien portant, il s'est noyé il y a cinq ans. Les deux filles sont en bonne santé. La malade s'est remariée.

Elle aurait eu, de 20 à 30 ans, des coliques hépatiques. Elle était bien réglée, ménopause en novembre 1897. Depuis cette époque, elle a perdu beaucoup de liquide roussâtre. La malade n'a pas de douleurs, elle ne se plaint que d'une sensation de pesanteur.

L'appétit est conservé, les digestions se font bien. Elle a un très bon aspect général.

Examen local. On trouve un gros champignon saignant facilement ; les culs-de-sac sont libres. L'utérus est mobile, mais un peu gros.

Les poumons et le cœur ne présentent aucun symptôme morbide.

Ni sucre ni albumine dans les urines.

Elle entre à ma clinique le 14 mai 1895, on lui donne un grand bain. Tous les jours on fait un pansement vaginal iodoformé.

Le 17. Purgation et bains savonneux.

Le 18, Hystérectomie vaginale. Chloroforme.

Opération avec l'assistance du Dr Philippe. Ablation à la curette du champignon vaginal ; ensuite ablation de l'utérus ; le fond descend difficilement parce qu'il est bourré de petits fibromes gros comme une noisette, quelques-uns comme une orange. Pinces sur les ligaments larges. Compresses stériles entre les pinces.

La malade se réveille bien ; 1 centigr. de morphine contre d'assez vives douleurs.

19 mai. Bonne journée.

Le 20. Pansement. Ablation des pinces, injection, puis mèches stériles dans le vagin. Légère purgation, lait et bouillon.

Le 27. La malade souffre en urinant, on fait tous les jours un lavage de la vessie.

Le 1er juin. Les urines sont redevenues claires.

Le 4. Guérison de la plaie vaginale. La malade se lève. Elle se plaint de douleurs dans la jambe gauche. Enveloppement mouillé.

Le 11. Guérison ; sortie de la clinique.

Le 13 mai 1899, un an après l'opération, la malade a conservé un excellent état général, mais elle a une récidive locale.

Obs. VI. — *Cancer du corps limité. 51 ans. Début, 3 mois. Hystérectomie vaginale. Revue 5 ans après sans traces de récidive.*

Mme P..., âgée de 51 ans, est entrée à ma clinique le 15 mai 1895 ; sa mère est morte de paralysie ; son père a 81 ans et est bien portant. Elle a été bien réglée jusqu'il y a un an, époque de la ménopause. Elle a un enfant bien portant.

Depuis trois mois elle perd tous les jours de l'eau rousse et quelquefois du sang. Elle souffre dans le bas-ventre où elle éprouve des tiraillements, elle a maigri et se sent faible.

A l'examen, on trouve un utérus mobile, mais gros ; le col a une légère ulcératon ; les culs-de-sac sont libres. Il sort du col de l'eau rousse.

Le Dr G. Laurent et moi portons le diagnostic de cancer du corps au début.

Depuis l'entrée à la clinique, on lui fait des pansements vaginaux.

Le 16 mai, on la purge, on la rase et elle prend un grand bain.

17 mai 1895. Hystérectomie vaginale par hémisection antérieure sans hémostase préventive. L'utérus est friable. Il sort du corps une bouillie cancéreuse. Le corps est doublé de volume, au fond il y a une grosse végétation insérée sur la face postérieure. Les annexes ne présentent aucune lésion. Pinces à demeure. Bon réveil, pas de vomissements.

Le 18. La nuit a été assez bonne ; la malade se plaint de douleurs dans le ventre, 1 centig. de morphine. La malade urine bien, pas de pertes de sang.

Le 19. Ablation des pinces et pansement. On donne une légère purgation.

6 juin. La malade se lève.

Le 13. La malade sort guérie.

Le Dr G. Laurent me donne le 25 avril 1900 d'excellentes nouvelles de la malade ; ainsi cinq ans moins un mois après l'opération la malade n'a pas de traces de récidive.

Obs. VII. — *Cancer du corps limité. 57 ans. Début : 2 ans. Hystérectomie abdominale totale avec évidement du bassin. Guérison opératoire.*

Mme Joséphine H..., âgée de 57 ans, a joui jusqu'ici d'une bonne santé. Je la vois pour la première fois le 19 février 1900. Elle a eu quatre grossesses qui se sont bien passées, les accouchements et les suites furent normaux. Une seule fille vivante. Elle a fait également une fausse couche sans incidents.

Elle a toujours été bien réglée jusqu'à l'âge de 47 ans, époque de la ménopause.

Depuis deux ans, elle a des pertes sentant très mauvais ; au début elle aurait perdu un peu de sang, comme un retour de règles, depuis pas de métrorrhagies. Elle ne s'est jamais plaint de douleurs dans le ventre, mais elle a maigri.

L'appétit est conservé, les digestions sont régulières.

L'auscultation des poumons et du cœur ne révèle aucun symptôme anormal.

Les urines ne contiennent ni sucre ni albumine. Il n'y a pas d'œdème des jambes ni troubles dans la circulation.

A l'examen, je trouve l'utérus un peu gros : 8 centim. à l'hystéromètre, le col est effacé, avec une légère ulcération rosée à la lèvre supérieure, l'utérus est mobile, les annexes sont souples, on ne sent aucune induration dans le ligament large.

Depuis son entrée (le 19 février 1900), on lui fait un pansement intra-utérin et on touche le col au chlorure de zinc.

Je pense à un cancer du corps, mais avec une réserve.

Aussi on met à la malade des tiges de laminaire le 21, le 22 et le 23 février.

24 février. Chloroforme. Curettage.

On fait un pansement vaginal tous les jours. Des fragments de la muqueuse enlevée ont été examinés par le Dr Nicolle (de Rouen), directeur du laboratoire de bactériologie ; il fait le diagnostic d'épithéliome utérin.

9 mars. La malade est purgée, rasée et baignée.

Le 10. Hystérectomie abdominale totale. Chloroforme. En même temps on fait une injection de un litre de sérum dans la fesse. La malade est sondée, on lui donne une injection de sublimé. Plan incliné. La paroi est épaissie par une couche de graisse. L'utérus est assez gros, mobile, j'essaie de passer le désenclaveur de Delagenière, mais le fond est friable et laisse sourdre des fongosités cancéreuses. Alors j'enlève les annexes droites, le ligament large est mince et transparent ; j'enlève le plus de graisse possible entre les deux feuillets du ligament jusqu'à la base de l'utérus, puis je détache la vessie en avant qui n'a aucune adhérence : j'ouvre alors le vagin en arrière et à droite, puis saisissant le col, je désinsère le vagin ; l'ablation de l'utérus est facile, et ensuite j'enlève les annexes gauches, je trouve le ligament large gauche qui est mince sans lésion visible, je poursuis cette incision jusqu'à la bifurcation de l'iliaque ; j'enlève la graisse ; je ne trouve à droite aucun ganglion ; à gauche au niveau du détroit supérieur je trouve un petit ganglion mou. Deux ligatures d'artères, au catgut sur les deux feuillets péritonéaux.

Fermeture du ventre en 3 étages.

Bon sommeil, quelques vomissements dans la journée.

Le 11. La nuit a été mauvaise. Urines abondantes. Le soir, 500 gr. de sérum et injection de caféine.

Le 12. Bon état.

Le 15. Légère purgation. On fait le pansement ; un point de suture inférieur suppuré.

Le 26. Ablation des fils, réunion complète.

7 avril. Sortie guérie.

Observations du Dr Jacobs

Obs. I. — Femme de 43 ans, Ipare. Opérée en 1896 d'amputation du col ; hérédité nulle. Col très court, *épithélioma des deux lèvres* ; corps entouré de masses irrégulières (abcès de l'ovaire). *Cancer du col.*

Début : quatre mois.

Opération. — 12 janvier 1897. Hystérectomie abdominale totale ; ablation du tiers supérieur du vagin ; les ganglions pelviens sont abandonnés à cause de leur situation dangereuse.

Examen histologique : carcinome. *Décès* trois semaines après par pneumonie double.

Obs. II. — Femme de 46 ans, VIpare. Hérédité nulle. Col épithéliomateux ; culs-de-sac vaginaux libres ; corps très mobile. *Cancer du col.*

Début : cinq mois.

Opération. — 14 septembre 1897. Hystérectomie abdominale totale ; résection du vagin ; évidement incomplet ganglionnaire du ligament large droit.

Examen histologique : carcinome. *Récidive* en novembre 1897 ; vit encore en décembre 1898 ; récidive pelvienne sans trace de récidive vaginale ; décès en février 1899.

Obs. III. — Femme de 51 ans, IIIpare. Pas de trace d'hérédité ; aucun antécédent morbide. Col épithéliomateux ; entreprise légère du cul-de-sac vaginal antérieur ; rien au corps ni aux annexes. *Cancer du col.*

Début : quelques mois.

Opération. — 21 novembre 1897. Hystérectomie abdominale totale ; large résection du vagin ; évidement ganglionnaire du ligament large droit ; le ligament gauche paraît sain.

Examen histologique : carcinome.

Récidive six semaines après l'opération ; décès en juin 1898.

Obs. IV. — Femme de 40 ans, IVpare. Souffre du ventre depuis neuf ans ; pas d'hérédité. Col épithéliomateux ; légères entreprises du vagin. *Cancer du col.*

Début : sans précision.

Opération. — 2 novembre 1897. Hystérectomie abdominale ; large résection du vagin ; évidement incomplet des ligaments larges à cause de la situation des ganglions.

Examen histologique : carcinome. *Récidive* en janvier 1898, surtout accusée dans le bassin ; décès en décembre 1898.

OBS. V. — Femme de 32 ans, nullipare. Amputation du col en mai 1897 ; pas d'hérédité. Col épithéliomateux ; corps mobile, rien à percevoir du côté des ligaments. *Cancer du col.*

Début : six à sept mois.

OPÉRATION. — 30 octobre 1897. Hystérectomie abdominale ; un noyau d'infiltration forcément abandonné à la base du ligament large droit à cause du voisinage de l'uretère ; ablation du tissu cellulaire et gangliônnaire gauche.

Examen histologique : carcinome. *Récidive* en avril 1898 ; décès en octobre 1898.

OBS. VI. — Femme de 67 ans, IIpare. Ménopause depuis douze ans ; pas d'hérédité. Col épithéliomateux ; corps atrophié ; vagin et ligaments indemnes. *Cancer du col.*

Début : Quelques mois.

OPÉRATION. — 2 novembre 1897. Hystérectomie abdominale ; résection du vagin ; évidement partiel des ligaments larges. (Pendant l'opération, lésions de la vessie, suture immédiate.)

Examen histologique : carcinome des lèvres du col jusqu'à l'orifice interne. *Récidive pelvienne et vaginale* en janvier 1898 ; décès en mai 1899.

OBS. VII. — Femme de 40 ans, IIpare. Néant comme hérédité ; il y a trois ans, affection utérine. Col épithéliomateux ; vagin indemne, annexes prolabées et adhérentes dans le Douglas. *Cancer du col.*

Début : trois semaines.

OPÉRATION. — 25 septembre 1897. Hystérectomie abdominale large ; résection du vagin ; évidement complet du ligament large droit ; à gauche, deux ganglions sont abandonnés.

Examen histologique : Épithéliome du col. *Récidive pelvienne* en décembre 1898 ; décès en avril 1899.

OBS. VIII. — Femme de 36 ans, IIpare. Pas d'hérédité. Col énorme en chou-fleur, corps très mobile, annexes libres. *Cancer du col.*

Début : un an.

OPÉRATION. — 7 décembre 1897. Hystérectomie abdominale ; ablation d'énormes ganglions sacrés. Quelques ganglions iliaques sont abandonnés à cause de leurs connexions vasculaires.

Examen histologique : épithéliome du col. Santé relativement bonne en janvier 1898. *Récidive abdominale* en juillet 1899 ; marasme ; décès en octobre 1899.

OBS. IX. — Femme de 57 ans, nullipare, *virgo intacta.* Ménopause à 48 ans ;

pas d'hérédité. Col normal ; corps assez volumineux ; fibrome pédiculé sur la face postérieure ; annexes libres. *Cancer du corps.*

Début : quelques mois.

OPÉRATION. — 17 février 1898. Hystérectomie abdominale ; ablation des ganglions sacrés ; rien, semble-t-il, du côté des ganglions iliaques.

Examen histologique. — Carcinome de la muqueuse corporéale. Santé excellente fin janvier 1899 ; *induration vaginale et pelvienne* en mars 1899 ; santé assez bonne en janvier 1900.

OBS. X. — Femme de 53 ans, XIIIpare. Néant ; ménopause à 53 ans. Ulcération épithéliomateuse, saignante au pourtour du museau de tanche ; corps petit, mobile. *Cancer du col.*

Début : trois mois.

OPÉRATION. — 4 janvier 1898. Hystérectomie abdominale ; ablation du tiers supérieur du vagin ; ganglions dans le ligament droit.

Examen histologique. — Épithéliome des lèvres du col. Bien portante en janvier 1899 ; *récidive pelvienne* à marche rapide en mai 1899 ; décès fin juin 1899.

OBS. XI. — Femme de 26 ans et demi, IVpare. Amputation du col en novembre 1897 ; pas d'hérédité. Col épithéliomateux d'après l'examen microscopique de l'amputation. *Cancer du col.*

Début : deux mois.

OPÉRATION. — 10 janvier 1898. Hystérectomie abdominale ; ablation du tissu cellulaire et d'un petit ganglion iliaque droit.

Examen histologique. — Dégénérescence épithéliale du col. Santé excellente en janvier et en juillet 1899 ; *récidive vaginale* en janvier 1900.

OBS. XII. — Femme de 49 ans, VIIpare. Pas d'hérédité. Col épithéliomateux très hypertrophié ; culs-de-sac libres ; corps mobile ; annexes saines ; bourgeons épithéliomateux dans le vagin et à la vulve. *Cancer du col.*

Début : sept mois.

OPÉRATION. — 8 février 1898. Excision profonde des bourgeons vaginaux et vulvaires ; hystérectomie abdominale ; évidement ganglionnaire.

Examen histologique. — Carcinome du col ; carcinome des bourgeons vaginaux : ganglions carcinomateux. Guérison constatée ; maintenue parfaite en décembre 1898 et en juillet 1899 ; *récidive pelvienne* vaginale en décembre 1899, mort rapide.

OBS. XIII. — Femme de 53 ans, XIIIpare. Ménopause à 50 ans ; mère morte au retour d'âge. Corps petit, mobile ; col épithéliomateux au pourtour du museau de tanche ; rien à percevoir du côté des ligaments larges. *Cancer du col.*

Début : trois mois.

OPÉRATION. — 4 janvier 1898. Hystérectomie abdominale ; large excision des parois vaginales ; pas de ganglions dans le paramètre droit ; plusieurs ganglions, dont un très gros à gauche.

Examen histologique. — Utérus normal ; muqueuse normale ; col entrepris jusqu'à l'orifice externe ; la muqueuse du col est saine ; muqueuse vaginale saine , dégénérescence des ganglions. Santé très bonne en décembre 1898 et en juil-1899 ; perdue de vue; vient d'apprendre la mort en février 1900, par suite d'hémorrhagies intestinales.

Obs. XIV. — Femme de 42 ans, IVpare. Mère morte à 45 ans, de suites de couches ; une sœur opérée par nous de fibrome utérin. Col hypertrophié, profondément déchiré ; corps volumineux, bosselé ; hématocèle abdominale ; tumeur annexielle gauche ; grossesse extra-utérine. *Cancer du corps et grossesse extra-utérine.*

Début : deux mois.

Opération. — 2 mars 1898. Hystérectomie abdominale ; évidement des ligaments ; deux petits ganglions sacrés.

Examen histologique. — Grossesse tubaire gauche ; hémato-salpinx droit ; ovarite bilatérale ; col : lésions de métrite chronique ; corps : dégénérescence de la muqueuse sur le fond et la paroi postérieure. Santé très belle en février 1899, idem en juillet 1899 ; santé brillante en février 1900 ; se plaint de douleurs pelviennes avec irradiations dans les membres inférieurs ; insomnie ; pas de récidive à l'examen.

Obs. XV. — Femme de 31 ans, IIIpare. Hérédité nulle. Col hypertrophié, épithéliomateux en chou-fleur de la lèvre antérieure ; corps très mobile, un peu gros ; vagin intact. *Cancer du col.*

Début : deux à trois mois.

Opération. — 5 janvier 1898. Hystérectomie abdominale ; évidement ganglionnaire des ligaments, quatre à cinq ganglions durs et adhérents de chaque côté.

Examen histologique. — Carcinome du col ; l'examen des ganglions est douteux. *Décès* le 10 août 1898, récidive pelvienne.

Obs. XVI. — Femme de 37 ans, VIpare. Pas d'hérédité. Col très hypertrohié ; corps augmenté de volume ; annexes scléreuses. *Cancer du corps.*

Début ?

Opération. — 1er mars 1898. Hystérectomie abdominale ; évidement des ligaments ; quelques petits ganglions.

Examen histologique. — Col : lésions de métrite chronique; corps : dégénérescence carcinomateuse ; un ganglion dégénéré. Se porte bien en décembre et en juillet 1899 ; *récidive vaginale* en octobre 1899 ; décès en janvier 1900.

Obs. XVII. — Femme de 33 ans, IIIpare. Pas d'hérédité; pas d'antécédents morbides. Col hypertrophié; corps augmenté de volume, immobile; annexes saines. *Cancer du corps.*

Début ?

OPÉRATION. — 21 mars 1898. Hystérectomie abdominale; excision des culs-de-sac vaginaux ; ganglions très peu accusés, sont abandonnés.

Examen histologique. — Le muscle utérin est très mou; muqueuse : sur le fond et la paroi postérieure, caractères du carcinome. Novembre 1898, pas de récidive, mais la santé est peu brillante; en mai 1899, *récidive abdominale;* décès en juillet 1899.

OBS. XVIII. — Femme de 54 ans, XIIpare. Pas d'hérédité ; couches très pénibles ; ménopause à 52 ans. Col : nombreuses déchirures, ulcérations très suspectes; corps gros, mobile ; prolapsus vaginal. *Cancer du col.*

Début : quelques semaines.

OPÉRATION. — 4 juillet 1898. Hystérectomie abdominale; évidement des ganglions ; petits ganglions.

Examen histologique. — Carcinome du col. Santé bonne en janvier et en juillet 1899 ; perdue de vue depuis.

OBS. XIX. — Femme de 37 ans, IVpare. Mère morte par suites de couche ; pas d'antécédents. Corps mobile ; *col ; vaste ulcération* sur la lèvre antérieure, sans entreprise du cul-de-sac vaginal ; rien aux annexes.

Début : un an.

OPÉRATION. — 21 juillet 1898. Hystérectomie abdominale ; évidement des ligaments : ganglions très petits.

Examen histologique. — Carcinome du col; la muqueuse vaginale est saine ; la muqueuse utérine au niveau de l'orifice interne. Revue en bonne santé en novembre et en décembre 1898, en janvier et en juillet 1899 ; perdue de vue depuis.

OBS. XX. — Femme de 48 ans, nullipare. Pas d'hérédité; pas d'antécédents. Col en entonnoir; très légère entreprise du cul-de-sac vaginal antérieur ; corps très allongé, mobile, porte une tumeur fibreuse vers le fond. *Cancer du col* et fibrome interstitiel.

Début : un an.

OPÉRATION. — 3 octobre 1898. Hystérectomie abdominale ; dissection de la veine, des uretères et des artères utérines ; le vagin est largement abrasé dans son quart supérieur ; ablation de tous les tissus cellulaires et lymphatiques du paramètre ; gros ganglions iliaques et sacrés.

Examen histologique. — Carcinome du col vers la lumière; altération de la muqueuse vaginale ; celle-ci est saine au niveau de l'incision ; ganglions dégénérés. Revue en bonne santé en juillet 1899, n'ai pu revoir la patiente, partie pour l'Amérique.

Obs. XXI. — Femme de 39 ans, IVpare. Pas d'hérédité ; pas d'antécédents. Col très dur, ulcération suspecte sur la lèvre postérieure : la muqueuse du cul-de-sac postérieur est indurée, cyanosée ; annexes scléreuses. *Cancer du col.*
Début : quelques mois.
OPÉRATION. — **28 septembre 1898**. Hystérectomie abdominale ; ablation du tissu cellulaire paramétral ; un seul ganglion suspect.
Examen histologique. — Carcinome de la lèvre postérieure ; la dégénérescence du ganglion n'est pas nette. Bien portante en juillet 1899 ; idem en janvier 1900.

Obs. XXII. — Femme de 40 ans, Ipare. Pas d'hérédité ; pas d'antécédents. Traces d'accouchements ; col saignant, ulcéré, mais sur une étendue limitée ; culs-de-sac vaginaux sains ; corps très mobile ; rien aux annexes. *Cancer du col.*
Début : un mois.
OPÉRATION. — **5 novembre 1898**. Hystérectomie abdominale ; nettoyage du paramètre ; gros ganglions à droite ; à gauche, quelques petits ganglions.
Examen histologique. — Carcinome du museau de tanche ; dégénérescence ganglionnaire. Se porte très bien fin juillet 1899 ; pas de récidive ; couches en janvier 1900 ; santé précaire, *teint terreux ;* très amaigrie ; douleurs vagues généralisées.

Obs. XXIII. — Femme de 33 ans, IIpare. Pas d'hérédité ni d'antécédents. Col allongé, présente une ulcération carcinomateuse sur la lèvre antérieure, sans entreprise de cul-de-sac vaginal : corps mobile ; rien aux annexes. *Cancer du col.*
Début : quatre semaines.
OPÉRATION. — **10 janvier 1899**. Hystérectomie abdominale ; large résection du vagin ; les ganglions lymphatiques sont enlevés à droite et à gauche.
Examen histologique. — Carcinome de la lèvre antérieure et des ganglions. Guérie en juillet 1899 ; *récidive vaginale* fin décembre 1899.

Obs. XXIV. — Femme de 32 ans, VIIpare. Mère morte au retour d'âge : pas d'antécédents ; vient d'accoucher : hémorrhagies abondantes pendant l'accouchement et les suites. (Dr Nisot.) Col entrepris au pourtour du museau de tanche sur les deux lèvres ; corps mobile ; la partie sus-vaginale paraît peu mobile à la base du ligament large à gauche ; rien aux annexes. *Cancer du col.*
Début : trois mois.
OPÉRATION. — **25 janvier 1899**. Hystérectomie abdominale ; large résection vaginale ; ganglions abrasés avec le tissu cellulaire à droite et à gauche.
Examen histologique. — Carcinome du col et des ganglions. Guérie en juillet 1899 ; *récidive vaginale* en décembre 1899 ; très probablement localisation intestinale.

Obs. XXV. — Femme de 42 ans, VIIpare. Hérédité nulle ; pas d'antécé-

BE.   7

dents. (Dr Van Hassel.) Épithéliome du col avec extension dans le vagin ; corps mobile ; annexes semblant normales. *Cancer du col.*

Début : neuf mois.

OPÉRATION. — 29 février 1899. Hystérectomie abdominale et évidement ; le ligament large gauche est pris jusqu'au col ; amputation sus-vaginale ; cautérisation de la section du col ; les artères utérines sont dégagées jusqu'à leur origine ; section du col, extirpation ; vaste résection du vagin ; tous les tissus paramétraux sont enlevés ; l'ablation des ganglions à gauche donne lieu à l'ouverture de la veine iliaque externe qui est réséquée largement entre deux ligatures ; à droite, même développement ganglionnaire, mêmes difficultés d'extirpation, blessure de la veine iliaque interne ; je m'en rendis maître par une ligature.

Examen histologique. — Carcinome du col, des ganglions et de la muqueuse vaginale. Œdème des membres inférieurs pendant cinq semaines ; en juin 1899, état général très bon ; travaille, a repris de l'embonpoint ; aucune lésion locale ; fin juillet 1899, santé très bonne ; il persiste un peu d'œdème de la jambe gauche ; *récidive vaginale* très avancée en janvier 1900.

OBS. XXVI. — Femme de 30 ans, IIIpare. Pas d'hérédité ; a eu la variole lors de sa dernière grossesse (4 ans). La lèvre postérieure du col est épithéliomateuse, saigne facilement ; induration du cul-de-sac gauche. *Cancer du col.*

Début : quatre mois.

OPÉRATION. — 20 avril 1899. Hystérectomie abdominale et évidement, amputation sus-vaginale rapide ; le dégagement et l'extraction du col sont rendus laborieux, le cancer ayant envahi les tissus paramétraux à gauche ; dissection de l'uretère gauche ; dissection de l'artère utérine gauche jusqu'à l'origine : ablation de tous les tissus et ganglions entrepris à gauche et à droite ; l'évidement parfait est poursuivi jusqu'au détroit supérieur.

Examen histologique. — Épithéliome du col et dégénérescence des ganglions. Se porte très bien fin juillet 1899 ; *récidive vagino-pelvienne* en novembre 1899.

OBS. XXVII. — Femme de 57 ans, nullipare. Mère morte d'une maladie de langueur ; antécédents nuls. Col normal, atrophié ; corps dépasse le volume proportionnel au col ; ovaire droit à gros kystes. *Cancer du corps.*

Début : huit semaines.

OPÉRATION. — 24 avril 1899. Hystérectomie abdominale et évidement pelvien ; l'ablation de l'utérus est précédée du dégagement et de l'ablation des annexes droites ; temps opératoire rendu très laborieux à cause des adhérences intestinales et pelviennes multiples (kystes multiples de l'ovaire à contenu colloïde et purulent) ; l'hystérectomie est faite aisément en deux temps ; l'évidement pelvien est laborieux ; les ganglions sont petits, très durs et très adhérents ; je poursuis leur recherche et la dissection jusqu'à l'articulation sacro-iliaque.

Examen histologique. — Carcinome de la muqueuse corporéale ; col normal ; ganglions dégénérés. Guérison en juillet 1899 ; se porte bien en janvier 1900.

— 99 —

Obs. XXVIII. — Femme de 67 ans, XIVpare. Hérédité inconnue. *Épithéliome du col. Pyomètre.*
Début : six mois.
OPÉRATION. — 10 mai 1899. Ménopause à 50 ans, suivie d'atrophie génitale ; le corps est assez gros ; hystérectomie abdominale totale et évidement
pelvien ; le corps utérin est saisi dans une pince de Museux, le muscle étant
excessivement aminci et déchiré ; il s'écoule dans le pelvis une assez grande
quantité d'un liquide louche, à odeur infecte ; lavage à la formaline ; l'opération
est exécutée, comme d'habitude, en deux temps ; les artères utérines sont
disséquées jusqu'à leur origine ; ablation d'une large bague de muqueuse vaginale ; ganglions nombreux et volumineux.

Examen histologique. — Épithéliome de la lèvre antérieure du col ; dégénérescence ganglionnaire. La température ne s'élève pas au-dessus de 37°,3 ; le
pouls reste 25-30 au 1/4, petit, respiration gênée, de plus en plus fréquente,
jusqu'à la *mort* qui survient le 12 mai, au soir ; j'attribue ce décès à une infection suraiguë.

Obs. XXIX. — Femme de 50 ans, IVpare. Hérédité nulle ; antécédents nuls.
Col allongé, ulcération bourgeonnante à la lèvre antérieure, saigne facilement ;
corps et annexes normaux. *Cancer du col.*
Début : quatre semaines.
OPÉRATION. — 29 mai 1899. Ablation utérine et annexielle totale ; évidement
complet du bassin ; les vaisseaux iliaques, les uretères, les nerfs sont découverts et dépouillés de tous les tissus cellulaires et lymphatiques environnants ;
les artères utérines sont poursuivies jusqu'à leur origine ; les ganglions lymphatiques sont petits.

Examen histologique. — La lésion carcinomateuse est nettement limitée à la
lèvre antérieure ; aucune lésion au corps ; dégénérescence ganglionnaire. Guérison en août 1899, maintenue en janvier 1900.

Obs. XXX. — Femme de 50 ans, IVpare. Hérédité nulle ; antécédents nuls.
Col allongé, altération bourgeonnante à la lèvre antérieure, saigne facilement ;
corps et annexes normaux. *Cancer du col.*
Début : quatre semaines.
OPÉRATION. — 29 mai 1899. Ablation utérine et annexielle totale ; évidement complet du bassin ; les vaisseaux iliaques, les uretères, les nerfs sont
découverts et dépouillés de tous les tissus cellulaires et lymphatiques environnants ; les artères utérines sont poursuivies jusqu'à leur origine ; les ganglions
lymphatiques sont petits.

Examen histologique. — Carcinome de la lèvre du col et ganglionnaire. Se
porte bien en août 1899 ; *récidive vaginale* en février 1900.

Obs. XXXI. — Femme de 39 ans, Ipare. Hérédité nulle ; antécédents nuls.
Épithéliome du col limité à la lèvre postérieure ; corps très mobile ; annexes
prolabées et adhérentes. *Cancer du col.*

Début : six mois.

OPÉRATION. — 31 mai 1899. Hystérectomie abdominale totale ; évidement pelvien ; les annexes, très adhérentes, rendent le premier temps laborieux ; ablation totale de l'utérus, sans incident ; l'évidement est poursuivi très haut ; nombreux ganglions peu adhérents ; je rencontre un ganglion dégénéré le long de l'artère utérine droite ; le vagin est largement raccourci ; les artères utérines sont poursuivies jusqu'à leur origine.

Examen histologique. — Carcinome de la lèvre du col et ganglionnaire. Se porte bien en août 1899 ; *récidive vaginale* en janvier 1900.

OBS. XXXII. — Femme de 42 ans, IIIpare. Mère morte en couche ; pas d'antécédents. Col gros, saigne facilement ; ulcération de la lèvre postérieure, n'entamant pas la muqueuse vaginale ; tumeur annexielle gauche. *Cancer du col.*

Début : trois mois.

OPÉRATION. — 6 juin 1899. Hystérectomie abdominale totale et évidement pelvien, sans incident ; ganglions assez gros, peu adhérents ; les artères utérines sont ligaturées à leur point d'origine.

Examen histologique. — Carcinome de la lèvre postérieure et dégénérescence ganglionnaire. Santé assez bonne en janvier 1900 ; pas de récidive.

OBS. XXXIII. — Femme de 40 ans, Ipare. Hérédité nulle ; manifestations syphilitiques il y a vingt-cinq ans. Col énorme ; museau de tanche très ulcéré, surtout sur la lèvre antérieure ; polypes muqueux du col ; les culs-de-sac vaginaux sont indemnes ; le corps est mobile ; les annexes prolabées sont adhérentes. *Cancer du col.*

Début : trois mois.

OPÉRATION. — 24 juillet 1899. Hystérectomie abdominale totale en deux temps ; le col est enlevé par incision circulaire vaginale directe ; ganglions iliaques ; ganglions le long de l'artère utérine ; petits ganglions sacrés.

Examen histologique. — Carcinome des lèvres du museau de tanche et dégénérescence des ganglions. *Récidive* et mort en novembre 1899.

OBS. XXXIV. — Femme de 50 ans. IVpare. Hérédité nulle ; aucun antécédent morbide. Ulcération bourgeonnante très limitée à la lèvre antérieure du museau de tanche ; corps très mobile, volume normal. *Cancer du col.*

Début : quatre semaines.

OPÉRATION. — 27 juin 1899. Hystérectomie abdominale totale en deux temps ; dissection des vaisseaux iliaques, des nerfs et des artères ; les utérines sont liées à leur origine ; ablation d'une large bague vaginale ; quelques ganglions très mobiles.

Examen histologique. — Épithéliome du col. *Récidive* en septembre 1899.

OBS. XXXV. — Femme de 46 ans, IIpare. — Pas d'hérédité ni d'antécédents ; enfant mort-né il y a dix-huit ans ; santé toujours faible. Col très entamé sur les deux lèvres ; carcinose à envahissement central ; le vagin est sain ; corps mobile, un peu volumineux. *Cancer du col.*

Début : trois mois.

OPÉRATION. — 14 et 15 juillet 1899. — 1° Curettage et cautérisation des fongosités cervicales ; 2° le lendemain, hystérectomie abdominale totale en deux temps ; les annexes sont très adhérentes, kystiques (hydro-salpinx) ; dissection pelvienne ; le tissu cellulaire à gauche est très graisseux et suspect ; il est enlevé par traînées ; pas de ganglions ; à droite, évidement, deux ganglions dont un très gros ; les utérines sont enlevées jusqu'à leur point d'origine ; dissection des uretères ; très large amputation du vagin.

Examen histologique. — Carcinome des deux lèvres et des ganglions. Va bien en janvier 1900 ; *récidive* en février 1900.

OBS. XXXVI. — Femme de 40 ans, IIpare. Mère morte de cancer du sein ; a subi deux opérations ; la malade a subi un curettage utérin il y a neuf ans. Fibrome utérin interstitiel à noyaux multiples ; le col, petit, saigne facilement ; le museau de tanche est bourgeonnant ; le vagin intact. *Fibrome et cancer du col.*

Début : trois à quatre mois.

OPÉRATION. — 6 décembre 1898. Hystérectomie abdominale totale en deux temps ; l'évidement des ganglions est poursuivi à droite et à gauche ; la paroi vésicale est très épaissie, paraît envahie déjà par la dégénérescence.

Examen histologique. — Fibromes purs ; épithéliome du col ; un seul ganglion paraît atteint par la dégénérescence. Guérison opératoire ; la carcinose vésicale marche rapidement ; *décès trois mois après* l'opération.

OBS. XXXVII. — Femme de 52 ans, nullipare. Hérédité nulle ; aucun antécédent. Fibrome du ligament large ; carcinome du col au niveau de la portion sus-vaginale avec envahissement au ligament large. *Fibrome utérin et cancer du col.*

Début : Ne peut préciser.

OPÉRATION. — 12 février 1899. Hystérectomie abdominale totale en deux temps : l'ablation du col est très laborieuse, le tissu paramétral droit étant très envahi par le cancer ; évidement aussi parfait que possible.

Examen histologique. — Fibrome pur ; carcinome du col ; museau de tanche intact. Guérison opératoire ; *récidive* et mort en juin 1899.

OBS. XXXVIII. — Femme de 54 ans, IIpare. A eu des calculs biliaires ; hérédité nulle ; une sœur (21 enfants) morte de cancer à 42 ans ; un frère mort de cancer du foie. Col utérin entravé dans sa lumière ; corps mobile ; rien aux annexes.

Début : sept mois.

OPÉRATION. — 5 septembre 1899. Hystérectomie abdominale totale ; évidement pelvien ; ganglions très adhérents, petits et très durs ; ablation très étendue de la muqueuse vaginale.

Examen histologique. — Carcinome du col; museau de tanche intact; les lésions n'atteignent pas l'orifice interne; nous ne trouvons pas de dégénérescence épithéliale dans les ganglions. Guérison opératoire; *récidive* et décès en mars 1900.

OBS. XXXIX. — Femme de 30 ans, nullipare. Hérédité nulle; a subi en 1895 une opération pour polype utérin. (Dr Porak, de Paris.) Col très épais; *ulcération très limitée à la lèvre postérieure*, donnant lieu à une hémorrhagie artérielle très abondante; corps mobile; entreprise de la base des ligaments larges.

Début : cinq mois.

OPÉRATION. — 9 septembre 1899. Hystérectomie abdominale des plus pénibles, à cause de la fixation du col; entreprise de la vessie; l'opération reste incomplète, tant l'envahissement cellulaire est grand; nombreux ganglions; l'opération se termine avec drainage vaginal.

Examen histologique. — Carcinome du col; muqueuse utérine indemne. — Guérison opératoire en janvier 1900; la santé est bonne, *les lésions locales n'ont guère avancé :* ni pertes ni hémorrhagies.

OBS. XL. — Femme de 43 ans, IIpare. Hérédité nulle; antécédents nuls. *Col entamé jusqu'aux culs-de-sac;* corps très mobile; annexes libres.

Début : neuf mois.

OPÉRATION. — 21 septembre 1899. Hystérectomie abdominale type; évidement pelvien, quatre ou cinq ganglions de chaque côté.

Examen histologique. — Carcinome du col, retrouvé dans les ganglions. Santé bonne en novembre 1899; *récidive vaginale*, début en février 1900.

OBS. XLI. — Femme de 39 ans, IIIpare. Hérédité nulle; a eu un abcès abdominal il y a douze ans; morphinomane. Col très allongé; *ulcération saignante au pourtour du museau de tanche;* corps mobile; masses annexielles prolabées et adhérentes dans le Douglas.

Début : six mois.

OPÉRATION. — 7 octobre 1899. Opération assez laborieuse à cause des lésions annexielles; hystérectomie abdominale; évidement pelvien, un seul ganglion très gros du côté gauche.

Examen histologique. — Carcinome du col; la muqueuse du corps est dégénérée. *Décès* le 9 octobre 1899; épuisement et faiblesse cardiaque progressive.

OBS. XLII. — Femme de 42 ans, VIpare. Antécédents : néant. *Col assez largement entrepris*, déchiqueté, saignant; corps gros, très mobile; rien au paramètre ni aux annexes.

Début : huit mois.

OPÉRATION. — 27 octobre 1899. Hystérectomie abdominale en deux temps. les masses ganglionnaires, très développées sur les vaisseaux iliaques, sont disséquées et enlevées sans incident; ganglions le long de l'utérus.

Examen histologique. — Carcinome du col ; un seul ganglion. Santé très bonne en décembre 1899 et en janvier 1900 : aucune trace de récidive en février 1900, mais réapparition de douleurs pelviennes s'irradiant dans les cuisses ; insomnie ; *récidive vaginale* en mars 1900.

Obs. XLIII. — Femme de 46 ans, Ipare. Hérédité nulle ; une sœur souffrant du ventre ; antécédents morbides nuls. *Col très gros en chou-fleur, saignant ;* corps mobile ; vagin intact, rien aux annexes.

Début : trois mois.

Opération. — 2 février 1899. Hystérectomie abdominale sans incidents ; évidement complet ; ganglions nombreux, mais très petits.

Examen histologique. — Carcinome du col ; muqueuse utérine intacte ; dégénérescence épithéliale dans plusieurs ganglions. — Santé brillante en février 1900 ; moins bonne en février 1900 ; aucune trace de récidive.

Obs. XLIV. — Femme de 46 ans, Xpare. Antécédents : néant. *Col entrepris tout autour du museau de tanche,* saignant, bourgeonnant ; corps mobile, annexite bilatérale.

Début : cinq mois.

Opération. — 5 janvier 1900. Hystérectomie abdominale sans incidents ; évidement parfait ; sept ou huit ganglions de chaque côté.

Examen histologique. — Épithéliome du col ; épithéliome dans plusieurs ganglions ; hydrosalpinx bilatéral. Guérison opératoire.

Obs. XLV. — Femme de 54 ans, VIpare. Antécédents : néant. *Col entamé vers la lèvre postérieure,* peu mobile ; corps petit, rien aux annexes.

Début : six mois.

Opération. — 6 janvier 1900. Hystérectomie abdominale très laborieuse ; je suis forcé d'abandonner une petite partie de la portion vaginale postérieure du col, à cause de ses adhérences avec le rectum ; ganglions pelviens petits, peu nombreux, durs et très adhérents.

Examen histologique. — Épithéliome remontant jusqu'à l'intérieur de l'utérus ; ganglions et tissu cellulaire, dégénérescence épithéliomateuse. Guérison opératoire.

Obs. XLVI. — Femme de 52 ans, VIIpare. Mère morte au retour d'âge. *Col petit, bourgeonnant sur une portion très limitée de la lèvre postérieure ;* corps mobile ; annexes libres.

Début : quatre mois.

Opération. — Hystérectomie abdominale en deux temps ; évidement ; ganglions très petits, peu adhérents, peu nombreux.

Examen histologique. — Carcinome du col ; un ganglion suspect ; les autres sans caractères spéciaux. Guérison opératoire.

Obs. XLVII. — Femme de 46 ans, Xpare. Néant. *Col bourgeonnant au pourtour du museau de tanche;* la lèvre postérieure est très sérieusement entamée ; corps mobile ; rien aux annexes ; les pertes vaginales sont parfaitement fétides.

Début : six mois.

Opération. — 13 janvier 1900. Hystérectomie abdominale en deux temps ; évidement pelvien ; les ganglions atteignent un volume remarquablement exagéré, sont très fluctuants, assez adhérents ; drainage sous-péritonéal.

Examen histologique. — Épithéliome du col ; nous ne trouvons pas les ganglions sous la fonte purulente. Guérison opératoire.

Obs. XLVIII. — Femme 53 ans, Ipare. Néant. *Ulcération profonde de la lèvre antérieure;* saigne abondamment, déchirure assez notable ; corps utérin mobile.

Début : trois mois.

Opération. — 5 février 1900. Nous avons fait précéder l'hystérectomie abdominale d'un curettage avec cautérisations profondes des fongosités (26 janvier 1900); l'opération abdominale s'exécute assez facilement ; évidement pelvien sans incidents ; cinq ou six ganglions assez gros et peu adhérents de chaque côté.

Examen histologique. — Dégénérescence épithéliale du col ; nous la retrouvons dans plusieurs ganglions. Le lendemain de l'opération, température et pouls normaux ; *décès subit* que nous attribuons à une embolie.

Obs. XLIX. — Femme de 48 ans, nullipare. Néant. *Col bourgeonnant,* en chou-fleur ; les lèvres sont très peu entamées du côté du vagin ; corps mobile.

Début : trois mois.

Opération. — 4 février 1900. Hystérectomie abdominale et évidement pelvien sans incident ; nous ne découvrons aucun ganglion.

Examen histologique. — Dégénérescence épithéliale du col dépassant l'orifice interne ; muqueuse utérine suspecte. Guérison opératoire.

Obs. L. — Femme de 47 ans, Ipare. Néant. *La lèvre antérieure du col présente une anfractuosité saignante très profonde;* lèvre postérieure intacte du côté du vagin ; corps petit, très mobile.

Début : deux mois.

Opération. — 24 février 1900. Hystérectomie abdominale simple en deux temps ; ganglions nombreux, petits, peu adhérents.

Examen histologique. — Le col est profondément dégénéré jusqu'à l'origine interne ; muqueuse utérine saine, rien aux annexes ; ganglions présentant quelques amas épithéliaux. Guérison opératoire.

CONCLUSIONS

I. — Le cancer du col à ses débuts est une affection localisée ;
mais bien vite, obéissant à la règle générale de toute dégénérescence
néoplasique, il envahit le corps et se propage aux tissus péri-utérins
et aux ganglions pelviens.

II. — L'examen clinique est souvent impuissant à faire reconnaître
l'étendue exacte des lésions, plus particulièrement au début de l'envahissement des tissus voisins et de la propagation aux ligaments
larges.

III. — Dans le cancer utérin il se fait une propagation précoce
aux ganglions lymphatiques. D'après les quelques documents
recueillis à ce sujet, les ganglions seraient trouvés histologiquement
carcinomateux environ 1 à 2 fois sur 3 cas de cancer utérin au début.
Cette propagation est généralement impossible à reconnaître cliniquement.

IV. — Bien qu'en règle générale la récidive s'observe dans la plaie par
inoculation opératoire ou ablation incomplète du néoplasme, elle peut
se faire par les ganglions : on a pu, en effet, observer parfois une
récidive métastatique dans des cas où l'on avait dû laisser quelques
ganglions.

V. — L'hystérectomie abdominale totale pour cancer est l'opération de choix pour les cas simples observés tout à fait au début et
parfaitement limités à l'utérus. Cette opération est supérieure à l'hystérectomie vaginale parce qu'elle satisfait mieux aux conditions
requises pour l'exérèse du cancer. Par la voie haute on fait tout ce
qu'on pourrait faire par la voie basse, mais on le fait mieux :
Car, a) Elle permet de pratiquer l'ablation des ganglions pelviens et

l'évidement du tissu cellulaire des ligaments larges, ce qui constitue sa principale raison d'être ;

b) Elle permet une ablation totale de l'utérus, en bloc et sans morcellement, et une ablation large en tissu sain ;

c) Elle constitue à son premier temps une opération exploratrice qui permettra de rectifier par une exérèse plus étendue un diagnostic souvent inexact, de triompher de certaines complications et de saisir parfois des contre-indications à l'opération ;

d) Elle présente dans ces cas, au début, son maximum de facilité et d'innocuité. Sa mortalité opératoire, à égalité de lésions, n'est pas plus élevée que celle de l'hystérectomie vaginale ;

e) Ses résultats éloignés, tout en ne répondant pas entièrement au progrès désiré, paraissent plus satisfaisants que ceux de la voie basse.

VI. — Elle est encore supérieure à la voie vaginale parce qu'elle recule les limites de l'opérabilité pour les cas intermédiaires à la 1re et à la 2e période dont le choix n'est pas encore bien fixé et que l'on ne pourrait attaquer par la voie vaginale.

VII. — L'hystérectomie abdominale est aussi la méthode de choix pour les cancers du corps de l'utérus qui sont les plus justiciables de la cure radicale, leur évolution étant plus lente et l'inoculation opératoire étant moins à craindre.

VIII. — Dans les cancers arrivés à la 2e période, l'intervention par hystérectomie abdominale est discutable, car pour quelques succès obtenus on enregistre d'ordinaire une mortalité élevée et une récidive rapide, l'extirpation étant généralement incomplète et l'évidement du bassin illusoire.

IX. — L'hystérectomie vaginale ne peut être envisagée que comme opération palliative :

Car, *a)* Elle abandonne les ganglions que l'exploration clinique ne permet pas de diagnostiquer et qui assureront la récidive ;

b) Elle n'enlève pas assez largement les tissus malades ;

c) Elle n'est pas moins meurtrière que l'hystérectomie abdominale dans les cas au début ;

d) Elle ne donne pas de longues survies et donne exceptionnellement des guérisons radicales.

Elle est suffisante, cependant, dans quelques cas au début, livrés au hasard, par l'absence de retentissement ganglionnaire néoplasique. Aussi est-elle utilisable dans les cas où un embonpoint excessif, par exemple, contre-indiquerait la voie haute.

X. — Dans le cancer utérin un diagnostic et une intervention précoces sont de rigueur.

Un grand progrès serait réalisé dans la thérapeutique du cancer utérin du jour où par des moyens quelconques de vulgarisation on pourrait amener les patientes à demander avis de bonne heure sur des perturbations survenues dans leurs fonctions génitales.

INDEX BIBLIOGRAPHIQUE

Auclair. — *De l'hystérectomie abdominale totale dans le traitement du cancer de l'utérus*. Th. Paris, 1899.

Bigeard. — *Des hystérectomies totales vaginales et abdominales dans le cancer de l'utérus*. Th. Paris, 1899.

Bouilly. — Des résultats thérapeutiques de l'hystérectomie vaginale contre le cancer de l'utérus. *Semaine gynécologique*, 1897, p. 148. — Du diagnostic précoce du cancer de l'utérus. *Semaine médicale*, novembre 1897. — *Pathologie ext.*, en 4 vol.

Bozeman Jessett. — De l'hystérectomie vaginale dans le cas de tumeur maligne de l'utérus, statistique de 107 cas. *La Gynécologie*, 1899. — De l'hystérectomie abdominale pour cancer utérin. *Revue de gynécologie*, de 1899, p. 358.

Brose. — Carcinome de l'utérus. *La Gynécologie*, 1899, p. 446.

Chalot. — *Traité élémentaire de chirurgie et de médecine opératoire*. Paris, 1900.

Chavanaz. — Sur la valeur de l'hystérectomie abdominale appliquée au traitement du cancer de l'utérus à son début. *Société d'obst. et de gyn. de Bordeaux*, 9 mai 1899. — Communications au *Congrès de chirurgie d'Amsterdam*, août 1899.

Delbet (Pierre). — Communications au *Congrès de chirurgie de Paris*, octobre 1899. — *Traité de chirurgie* DUPLAY et RECLUS, t. VIII.

Dubourg. — Valeur comparative de l'hystérectomie vaginale et abdominale dans le traitement des fibromes et des cancers du col. *Semaine gynécologique*, n° 44, p. 349, 1898.

Fabre-Domergue. — *Les cancers épithéliaux*, 1898.

Faure. — Procédé d'hystérectomie abdominale par section médiane de l'utérus. *Presse médicale*, 1897. — Communication, au *Congrès d'Amsterdam*, 1899.

Fochier et **Condamin.** — *Lyon médical*, juillet 1892.

Henrotay. — Du traitement chirurgical du cancer utérin. *Bull. de la Société belge de gyn.*, 1898.

Imbert. — *Le cathétérisme des uretères par la voie naturelle*. Th. Paris, 1898.

Jacobs. — Ablation génitale abdominale et évidement du bassin dans le cancer utérin. *Revue de gyn. et de chir. abd.*, 1898. — Du cancer du col utérin. *Progrès médical belge*, 1899. — Cure radicale du cancer utérin par la voie abdominale *Bulletin de la Société belge d'obst. et de gyn.*, 1899. — Communication au *Congrès d'Amsterdam et de Paris*, sur le cancer utérin, 1899.

Janvrin. — Du choix de l'opération dans le cas de cancer du col de l'utérus. *Ann. gyn. and obst.*, mai 1897. — Communication au *Congrès d'Amsterdam*, 1899, sur le cancer utérin.

Kelly. — Traitement précoce du cancer utérin. *New-York med. Journal*, octobre 1896.

Labadie-Lagrave et **Legueu.** — *Traité médico-chirurgical de gynécologie.*

Lauwers. -- Du cancer du col utérin. *Bulletin de la Société belge de gyn. et d'obst.*, février 1898.

Legueu. — Communication au *Congrès de chirurgie*, sur le cancer utérin. Paris, 1899.

Legueu et Rebreyend. — De la pyométrie, complication du cancer utérin. *Revue de gyn. et de chirurgie abd.*, p. 783, 10 octobre 1899.

Lewis Mac-Murty. — Traitement du cancer de l'utérus. *La Gynécologie*, 14 octobre 1898.

Longuet. — De l'hystérectomie vaginale totale pour cancer de l'utérus. *Progrès médical*, 18 juin 1899.

Mauclaire. — L'hystérectomie abd. avec évidement pelvien est-elle un traitement radical du cancer utérin. *Presse médicale*, 23 septembre 1899.

Michaux. — Communication sur le cancer utérin. *Société de chirurgie*, du 19 juillet 1899.

Monprofit. — Communication au *Congrès de chirurgie de Paris*, 1897 et 1899, sur le cancer utérin.

Montgomery.— Qu'est-ce qu'on est en droit d'attendre du traitement chirurgical du cancer de l'utérus. *Ann. of gyn. and ped.*, juin 1899.

Olenine. — Statistique de récidive du cancer utérin après l'hystérecmie vaginale totale. *La Gynécologie*, n° 5, 1899.

Pamard. — Communication sur le cancer utérin au *Congrès de chirurgie*, 1898.

Pantaloni. — De l'hystérectomie abdominale totale. *Archives provinciales de chirurgie*, 1896.

Pasquier. — *De l'hystérectomie abdominale totale dans le cancer de l'utérus.* Th. Paris, 1899.

Pasteau. — *État du système lymphatique dans les maladies de la vessie et de la prostate.* Paris, 1898.

Peiser. — Recherches anatomiques et cliniques sur l'appareil lymphatique de l'utérus. *Zeitschrift für Geb. und Gynäk.*, 1898, Bd XXXIX, H. 2.

Penrose. — Hystérectomie par la voie abd. et vaginale. *Americ. Journ. of Obst.*, décembre 1896.

Picqué. — *De l'intervention chirurgicale dans le cancer de l'utérus.* Th. d'agrég., 1880, Paris.

Picqué et Mauclaire. — Considérations sur le traitement du cancer utérin par l'hystérectomie abd. totale. *Annales de gyn.*, mai 1899. Communication au *Congrès de chirurgie de Paris*, 1899, sur les ganglions lymphatiques dans le cancer utérin.

Poirier. — *Traité d'anatomie.* — Communication au *Congrès de Paris*, 1899, sur le cancer utérin.

Pozzi. — *Traité de gynécologie.*

Reynier. — Rapport sur l'hystérectomie abdominale dans le cancer utérin au *Congrès d'Amsterdam*, 1899.

Ricard. — Communication sur le cancer utérin, à la *Société de chirurgie*, 19 juillet 1899. — Rapport sur l'hyst. abd., dans le cancer utérin, au *Congrès de Paris*, 1899.

Richelot.— Communication à la *Société de chirurgie*, du 19 juillet 1899, sur le cancer utérin, et communication au *Congrès de Paris*, 1899.

E. Riess. — *Zeitschrift für geb. und Gynäk.*, Band XXXVII, Heft 2.

Rouffart. — De l'hystérectomie abdominale totale. *Sem. gyn.*, janvier 1899.

Segond. — Communication au *Congrès de chirurgie*, de Paris, 1899, et à la

Société de chirurgie, du 19 juillet 1899, sur le traitement du cancer utérin.

R. Sorel. — Hystérectomie vaginale et abdominale dans le traitement du cancer utérin. *Archives provinciales de Chir.*, août 1900.

Terrier. — De l'hystérectomie abdominale totale et partielle. *Revue de gyn.*, 1899. Communication sur le traitement du cancer utérin à la *Société de chirurgie*, du 19 juillet 1899, et au *Congrès de Paris*, 1899.

Thumim. — *Berliner Klinische Wochenschrift*, 2 mai 1898.

Tuffier. — Communication sur le traitement du cancer utérin au *Congrès de Paris*, 1899.

R. Williams. — Morphologie du cancer de l'utérus. *British gyn. Soc.*, 9 janv. 1896. — Caractères cliniques du cancer de l'utérus. *Lancet*, 17 octobre 1896.

TABLE DES MATIÈRES

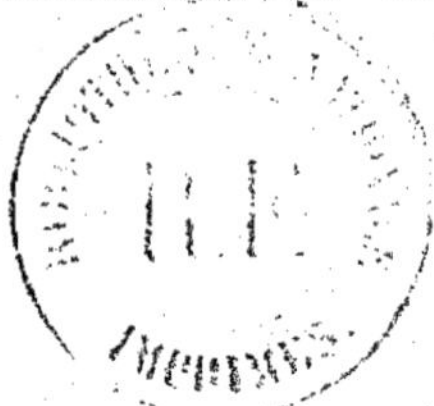

IMPRIMERIE A.-G. LEMALE, HAVRE

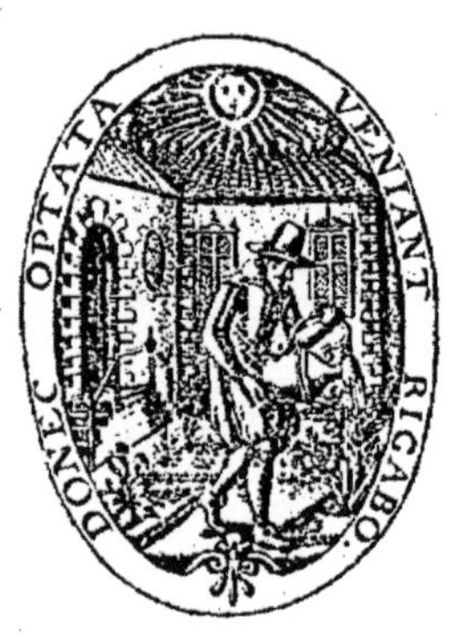

IMPRIMERIE A.-G. LEMALE, HAVRE

www.ingramcontent.com/pod-product-compliance
Ingram Content Group UK Ltd.
Pitfield, Milton Keynes, MK11 3LW, UK
UKHW020926140726
13695UKWH00003B/987